臨床死生学研究叢書——4

臨床現場からみた生と死の諸相

平山正実 編著

聖学院大学出版会

臨床死生学研究叢書　4　臨床現場からみた生と死の諸相　目次

はじめに

本書は、臨床死生学研究叢書の第四巻として編集されている。今回は、もう一度臨床死生学の原点に返り、その題名を『臨床現場からみた生と死の諸相』とした。

執筆者は、内科医、小児科医、精神科医の他、緩和ケア施設や一般病棟の責任者である看護師、看護大学の教員、臨床心理士（順不同）など、いずれも、臨床の第一線で働いている方々や過去にそうした経歴をもつ人たちである。

臨床現場では、病や死の現実に向き合わざるをえない。そこで働く人たちに共通しているのは、毎日、人間の悲しみとどう付き合い、その悲しみとどう折り合いをつけてゆくかということである。そこで生ずる課題は、医療的問題は勿論のこと、それに付随する日常生活の問題、医療構造に関する事柄、死の不安や悲しみの中にある人々の心理的苦悩や宗教的な問題など、いろいろある。本書は、このような臨床現場において生ずるさまざまな生と死をめぐる問題を、冒頭で記したようなさまざまな専門家が、自らの知識、経験、技術、信念に基づいて、解明しようとしている。

さらに、これまでの「臨床死生学研究叢書」でまったく触れられてこなかったテーマを扱った論文が提出されている。それは、東日本大震災で教え子を亡くした教員とその教え子のご遺族が文通することによって、双方が「グリーフケア」とは何かということを学び合った心の軌跡を描いた論文である。グリーフケアについて、このような切り口で記された論文は、これまで、編者が知る限り皆無であって、おそらく今後も「グリーフケア研究史」に残るであろう独創的な著述である。

以下、編者の立場から、本書で論じられる「臨床現場からみた生と死の諸相」に関する諸論考の論点をまとめ、読者への参考とすべく紹介しておきたい。

第Ⅰ部　臨床現場からみた生と死

一　平山正実「緩和ケアにおける死の受容のために――ユダヤ・キリスト教の死生観・死後観を中心として」

キューブラー－ロスの「死に至る五段階」を引用するまでもなく、臨死患者の究極の目標は「死の受容」にあるといえる。しかし、彼らが、死の床でしばしば口にする言葉は「死んだらどうなるの」という質問である。スピリチュアルペインといわれるこうした疑問に答えることができなければ、彼らは「死の受容」をすることは難しいのではないだろうか。本論文は、この問題を解く鍵を、ユダヤ・キリスト教で使われている新旧約聖書を基盤として、そこにあらわれている死生観・死後観から〝発見〟しようとしたものである。

二　白井幸子「交流分析を末期医療の現場でどのように用いるか」

白井は、臨床心理士として長年にわたり、臨死患者に寄り添うという貴重な体験の持ち主である。この論文が何よりもユニークなのは、このような死にゆく患者の心理構造を交流分析という心理技法を使って解明しようとしていることである。あわせて、検査結果をエゴグラムという形で表記し、彼らに対する対処方法について一定の法則性を見いだそうとしている。

なお、白井は、援助者というものは、常々自らに対してポジティブなストロークを与え続けなければ、感情疲労に陥り燃え尽きてしまうと、警告している。

三　船戸正久「子どもの生と死――周産期医療からみえること」

本論文に通底する思想は、「自分で意思決定できない子どもの人格と尊厳はいかにして守るか」ということにある。このような問題意識を踏まえて、船戸は「生命予後不良な子どもにとって、最善の医療とは何か」ということを問うている。そのためには、「子どもの死は悲しいつらい出来事であることには違いないが、決して悪い出来事としてタブー化してはいけない」と主張する。そして、逃げないこうした看取りのケアが、子どもと家族を支えることになると主張している。

なお、船戸は、子どもの生と死をめぐるさまざまな課題に対して、「子どもの臨床倫理学」が構築され、それが緩和ケアにかかわる医学生や看護学生を育てるための教育カリキュラムの中に組み込まれるべきであると主張している。

第Ⅱ部　臨床知に学ぶ

一　河正子「緩和ケアをどのように進めるか――基本的ケアとスピリチュアルケアの力」

本論文において河は、緩和ケアを進めるにあたって大切なことは、患者・家族の日々の生活を過ごしやすく、しかも、彼らの自由意志に基づく選択肢をなるべく多く提供し、彼らの希望に沿ったケアを行うことであると述べている。その上で、なお残る死への不安や苦悩に対しては、スピリチュアルケアが行われる必要があることを強調している。また、緩和ケアは、コミュニティのレベルで支えてゆくべきであるということを強調している。

二　黒鳥偉作「新約聖書の治癒物語を背景にしたスピリチュアルケアの実践」

この論文をとおして黒鳥は、患者に接する態度、姿勢について数多くの貴重な提言を行っている。そしてその主張の根拠を、黒鳥が人生の指針としている聖書の記事に置いている。

黒鳥が医療従事者として患者に向き合う際に重視していることは、患者と信頼関係を結び、彼らに寄り添い、もてなしの精神をもって接することである。具体的には、「たとえ、治療が効かなかったとしても、最後まで私はあなたのことを見捨てません」というメッセージを患者に直接伝える姿勢が大切である、と主張している。

三　竹内公一「増加する在宅医療ニーズへの対応——外来・入院・療養の三段構え構造の構築と発展」

竹内は、大学院に所属する新進気鋭の研究者であると同時に、在宅医療を実践する医師でもある。本論文は、臨床における「場」の問題を論じている。

周知のごとく、これまでの医療は二段構えであった。一段目の医療は診療所が担ってきた。ここでは、高度な専門性や技術、検査は必要でないと考えられてきた。それらは、二段目の病院が行うべきであるとされてきたからである。竹内がこの論文の中で展開しているユニークな論点は、三段目の医療というものがあるのではないかということを主張している点にある。三段目の医療は、機能低下や終末期の生活全般へのケアを目標とするものであって、身体的には、慢性期の療養病床や高齢者施設ならびに緩和ケア病棟やホスピスが含まれる。そこで必要とされる人材は、医師や看護師や介護のスタッフである。医療をこのように分類し、将来の医療ビジョンを示したことは、大変重要な指摘である。

第Ⅲ部　東日本大震災からの再生に向けて

一　尾形妙子「忘れない――死を見つめて生きる」

尾形は二〇一一年三月十一日、東日本大震災において、津波により、夫、長男、次女、愛犬を一挙に失った。このような悲惨な出来事を体験した当事者の悲嘆は、想像を絶するものがある。本論文は、「忘れることのできない」そのような悲しみの中から学んだ経験や思いをまとめたものである。その論点は、次のように要約できると思う。

第一に、死者を弔うこと、つまり葬儀が生者と死者との連帯感ないし絆を強めるために重要な意味をもっているということ。

第二に、「聖なる空間」が、被災者にとって大変大きな意味をもっていること。

尾形は、死者を思い出し、悲しみの感情に支配されたとき、チャペルやお寺などの荘厳な静けさと空気は傷ついた魂を鎮める力があるので、被災地で苦しんでいる人々が住んでいる地域にこのような場所が多くあることが望ましいという。

第三に、被災地に居住する人々にとって、よく自助、共助が必要だといわれるが、精神的な支えを失った人々の中には、まだ深刻な経済問題や家庭内の問題で苦しんでいる人が数多くおり、このような声なき声を吸い上げる公助を充実させることが、真の意味での復興であると述べている。

第四に、尾形は、今回の大津波に巻き込まれて幽明境を異にする三人の家族から贈与されたものはたくさんあり、そのことに感謝して生きること、つまり、彼らに対するそうした想いを大切にして生きることが、その恩返しになると結んでいる。

二　大西奈保子「東日本大震災とグリーフケア――教え子を亡くした悲しみと遺族ケア」

大西が東北のある看護大学の教員であったときの教え子の中に、今回の東日本大震災に際し、被災し亡くなった尾形志保さんがいた。突然の訃報を聞き、引き出しの中に保管してあったターミナルケアの講義で提出してもらった最終レポートのことを思い出し、調べたところ、彼女のものが残っていることを発見した。すぐにご遺族である母親に、遺品としてそのレポートを送った。そこから大西と母親との文通が始まった。本論文は、この文通によって得たさまざまな体験をとおして、遺族に対するグリーフケアのあり方を模索したユニークな著述である。

この論考で大切なことは、大西も母親も、ともに志保さんの死によって傷つき、傷つけられており、グリーフケアを必要としていたことである。

両者は、文通をとおして、お互いの心の悩みを打ち明け合い、聴き合い、そのプロセスの中で心の中を整理し、自己を客観視し、グリーフケアに関する知識を学び合い、慰め、承認し合っていった。この論文では、その間の相互の心の交流が詳細に記されている。そして、大西は、文通をとおして、死者は生者に対して多くの贈り物を与えてくれたこと、しかも、そうしたコミュニケーションが人間的に成長させてくれたと記している。

以上、編者の立場から、本書の内容をまとめてきた。本書の文体は「です」調と「である」調が混在している。著者の意思を尊重してあえて統一しなかったことをお断りしておく。

編者　平山　正実

二〇一三年三月

I

臨床現場からみた生と死

緩和ケアにおける死の受容のために
――ユダヤ・キリスト教の死生観・死後観を中心として――

平山正実

魂が死すべきものであるか、死なないものであるかを知るのは、全生涯にかかわることである。[1]
（パスカル『パンセ』二一八）

一　はじめに

命というものは、自分の所有物のように思っている人が多い。本当にそうなのだろうか。自分が病気になったり、身内や知人が死んだりすると、このような信念は根底から覆ってしまう。命は、一定の期間、人間に貸し与えられたものであって、ある期間が過ぎると神に返却しなければならない。こう考えたほうが自然だと思う。家主である神が、人間に期限付きで、命という住居を貸し与えてくださったと考えるとわかりやすい。貸し主は神、借り主は人間というわけだ。ただし、世俗の契約関係とは異なり、貸し主は、いつ借り主に退去（具体的には死）を迫るかわからない。ここが、不気味なところである。いったん返却命令が下ると、いくら人間の側が〝居住権〟を主張しても、有無を言わさず強制退去を命じられ、その家から追い出されてしまう。人間が命という家にどんなに執着し、しがみついても、その願いは聞き届けられない。

もちろん、〝医療〟という〝弁護〟や〝祈り〟という〝支援〟が、〝退去〟を遅らせることはあるが、限界がある。

二　緩和ケアを進めるにあたって、考えておかなければならないこと

(1) がんの場合

これまでの緩和ケアの中心テーマは、がんとどう向き合うかということにあった。現在の死因のトップもがんである。そのがんに対する治療の発展は、二十世紀後半から主として、先進国であるアメリカやヨーロッパ諸国、それに日本を中心にめざましいものがある。その治療技術は、手術、化学療法、放射線療法の三本柱に、最近は免疫療法が加わろうとしている。

こうした先端医療技術の進歩によって、がん患者の延命・救命の技術は発展し、生命を量的に延ばすことはかなり可能になった。しかし、たとえば、わが国における肺がんの五年生存率は、病型や治療時期、医療機関の違いによって多少は異なるものの、約二〇％前後である。これは誠に厳しい数字であるといわなければならない。現代では、やはり、がんはあなどりがたい相手なのだ。患者は、たとえ発症に伴う危機は乗り切ったとしても、再発という不安と向き合って生きなければならない。つまり、医療技術に限界が見えてきたとき、生命の質を担保するためのペインコントロールや心理的ケアやスピリチュアルケアをどうするかということが問題になり、そこから、生命の量を重視する医療技術より、生命の質を大切にする緩和ケアの重要性が強調されるようになった。

ところで、がんは、心筋梗塞や脳卒中などと違って、罹患後、大体どのくらいの余命があるか予測がつく病気であるといわれている。それゆえ、がんの場合、がんの告知をするかしないか、するとしたら、いつ、どのようなタイミングでするか、余命告知はするのか、しないのか、といったことが課題になる。この点の〝手続き〟をしっかりとしておかなければ、医療技術の限界を前提とする緩和医療ないし緩和ケアへの移行は、困難であろう。

さて、がんの告知に関してだが、筆者が自治医科大学附属病院（九〇〇床）に勤務していた一九九〇年ごろ、病院長に、当院ではがんの告知はどの程度なされているのかと聞いたことがある。院長は、医師や看護師以外に、告知をしていないと言った。一九九二年日本がん学会において、がん告知に関する「がん専門病院の調査報告」が発表されたが、それによると、患者への病名の告知率は一八％と報告されている。ところで、米国では、一九七二年、アメリカ病院協会が「患者の権利憲章」を制定し、患者は、病名を「知る権利」をもつということが確認された。その後、医師が病名を告知しないと、患者や家族の側から「知る権利」を侵害したとされ訴えられるケースが出てきて、病名告知をすることがあたりまえになった。その影響を受けて、日本でも、最近は、病名の告知は普通のことであるといった精神的風土が出来上がりつつある。

もっともこの点に関しては、近年における先進医療技術の発達によって、延命を可能とする〝戦略〟が立てやすくなったことも関係していると思う。しかし、ホスピス医療の現場では、患者はがんが治らない状態であることを前提として入院してくるのであって、そこでは病名告知より余命告知をするか否かということが問題になる。そして、余命告知の肯否については、今でも議論が分かれている。

なぜならば、余命告知は死の受容が前提となるからである。その場合、とくに当事者本人の死のとらえ方が、積極的であるか、消極的であるかが大きなポイントになる。

この点については、後でまた詳細に論ずることにする。

(2) 高齢者の〝非がん〟患者の場合

現在、日本人の死因のトップはがんであるため、がんの緩和ケアが脚光を浴びているが、今後二十年、三十年後の疾病構造の変化というものを俯瞰すると、大分その様相は異なってくる。われわれは、将来を見据えた緩和医療対策を考えておかなければならない。

確かに、がんの終末期医療は、二〇〇七年のがん対策基本法の施行によって、ハード面では充実してきた。しかし、今後は高齢者の〝非がん〟患者の緩和ケアが問題になるだろう。たとえば、二〇一〇年の国内の全死亡者のうち、がんは約三〇%、心疾患や脳血管疾患、肺炎などの非がんが原因で死んだ人は、約四〇%を占める。しかし、九〇歳の死因別死亡確率では、がんによるものが一〇～一五%、非がんによるものが五〇%近くに達する[2]。この点を考慮に入れると、今後、高齢者の非がん患者に対する緩和医療対策が重要な検討課題となるだろう。ただし、〝非がん〟患者の場合は、がんのように予後を予測することが難しいといわれている。したがって、どこまで治療を行うか事前に決めておくのが難しい。しかし最近は、家族の意向を尊重し、認知症などに罹患した場合、一方的に延命を希望するのではなく、胃瘻《いろう》や人工透析を差し控えるケースが、徐々に増え始めている。患者も、家族も医療従事者も、今後、増えつつある非がん患者の緩和医療にどう対応すべきか、真剣に考える時代に入ったといえよう。このような流れを踏まえ、日本老年医学会は、二〇一二年に、高齢者の終末期の医療およびケアに関する「立場表明」を改訂した[3]（表1）。当学会は、この中で、すでに述べたように、緩和医療やケアの普及の重要性や治療の差し控えや中止も視野に入れた対応の必要性を強調している[4]。

表１　日本老年医学会の「立場表明」の改訂の一部

年齢による差別（エイジズム）に反対する

いかなる要介護状態や認知症であっても、高齢者には、本人にとって「最善の医療およびケア」を受ける権利がある。

【論拠】　すべての人にとって、「最善の医療およびケア」を受ける権利は基本的人権のひとつである。どのような療養環境にあっても、たとえ高齢で重い障害があっても、「最善の医療およびケア」が保障されなくてはならない。したがって、胃瘻造設を含む経管栄養や、気管切開、人工呼吸器装着などの適応は、慎重に検討されるべきである。すなわち、何らかの治療が、患者本人の尊厳を損なったり苦痛を増大させたりする可能性があるときには、治療の差し控えや治療からの撤退も選択肢として考慮する必要がある。

ところで、日経メディカルオンラインは、ケアネット・ドットコムと共同で二〇一二年秋「ザ・ディベート」を開始。高齢者への胃瘻の是非について、水分や食物の摂取が困難な二つの事例を紹介し、ＱＯＬ改善のため、設置に賛成する立場の意見と、胃瘻は救命治療としては必要だが、延命治療としては有用でない。安易に造設されている現状に対しては反対であるとの意見を並列し、会員医師（一二七七名）に意見を聞いたところ、高齢者の胃瘻造設に反対六八・三％　賛成三一・七％であった(5)。

現在日本における胃瘻造設患者は、約四〇万人いるといわれ、毎年一万人ずつ増加しているという。

このような状況の中でなぜ胃瘻に関する議論が盛んになったのか。それはこれまで医療の絶対的な追求目標が、生存期間の延長ということにあったが、高齢者の終末期患者に関しては、それが医療ゴールではないのではないかという考えが台頭してきたからである。高齢者の終末期医療の場合、医療的判断のみではなく、社会環境因子や宗教を含めた総合的判断が必要であって、その中で医療に関しては、限定利用が必要だとする意見が多くの人々の間で、説得力をもってきたと考えられる。しかし、胃瘻設置の肯否については、主治医だけでなく、当事者の判断、それに加えて家族の同意が必要である。とくに、高齢者の場合、認知症に罹患している場合が少なくないので、家族の代行判断や、認知症を伴い終末期になったとき本人が何を望むかということの事前意向の確認が必要になってくる。

いずれにしても、高齢者の終末期ないし緩和医療において、〝過剰医療〟といわれる胃瘻造設が、医療者の中では反省の声が多い中で、これだけそれが〝普及〟してきたのは、国民の間で医療を〝隠れみの〟として、死と向き合うことを避ける精神的風土がまだ残っているためではないだろうか。

とくに胃瘻の造設を推進しようとする人々は家族に多いといわれている。彼らの中には、「死について考えない」、「考えたくない」、「生きている人間に、死のことを問題にするのはけしからん」、といった考えをもっている人が多いといわれる。

そこで見えてくるのは、がんの余命告知のときにも問題になった、死を受容することができるかどうかということが、重要な鍵になるということである。

三　死の受容と自己を超越することとの関係

すでに述べてきたように、がんの場合は病名告知や余命告知を受けてから、死亡するまでの期間、当事者も家族も死を意識しなければならない。他方、高齢者でしかも食欲不振に陥った場合、胃瘻を造設しなかったら延命が難しくなる、つまりそのようなケースでは、家族も患者も、その措置を行わなければ、死と直面せざるをえなくなる。その場合彼らにとって、がんの終末期患者と同じように、「死を受容」するか否かということが重大かつ基本的な課題になるのである。

ところで、この「死の受容」という概念は、キューブラー＝ロスが『死の瞬間』（読売新聞社刊）という本の中で、末期患者の死にいたるプロセスを分析して五つの段階があることを指摘、その最終段階においてはじめて「死の受容」にいたると主張してから有名になった。しかし、よく考えてみると、前述したように、人間は生きることが自然の性向であるがゆえに、死を意識したり、それと向き合うためには、よほどの覚悟が必要になる。死は人間にとって、不安や恐怖の対象であり続けてきた。それは、死が、人間にとって本来拠りどころであると思っていた肉体（身体）や諸々の人間関係、財産、地位、肩書、名誉、家庭などを一挙に奪うからである。つまり、そのようなものを「存在の根拠」とし、執着、依存していた場合、それが死によって奪われるということを知った時、人が混乱と悲嘆、虚無と絶望、不安と恐怖に陥るのは、当然である。このような人生の危機に直面して、なおかつ「死を受容」するということは容易なことではない。

それでは、死を積極的に受け入れるためにはどうすればよいか。筆者は、そのためには生死に対する基本的な認識の転換（パラダイム・シフト）が、必要であると考える。その具体的な方法の一つとして、健康時にその人がそれまでもってきた価値観、つまり、その人の存在するための拠りどころないし存在の枠組みを根本から転換させることであると考える。

その中には、その人の身体観、霊魂観、肉体観を変えることも含まれる。この点に関しては、後で詳述するが、末期患者がよく、「死んだあと自分はどうなるのか」、「どこにゆくのか」、という質問をすることと関係がある。この質問の背後には、死後の身体や霊魂がどうなるのかということについて、彼らが納得のゆく答えを求めていることがある。

その場合、その人の身体観や霊魂観も含めて、これまでその人が拠りどころとしてきた考え方の枠組みを根本から変えなければ、その人は、死と向き合ったり、死を受容することはできないと思う。

それでは、その人が健康時持っていた価値観すなわち「存在の拠りどころや枠組み」を転換するということはどういうことかということについて考えてみよう。

この世に生きるにあたって、その人間の存在を支えているのは、自己と他者と神、さらには自然等との関係である。このようなものとの関係は、健康時にははっきりみえてこない。ところが、死が迫ってくると、それらの相互関係が明らかになってくる。そして、死を受容するためには、そうした諸々の関係を成立せしめていた価値観や拠りどころとなっていた既存の存在の枠組み、つまり、諸々の関係性を死に備えて転換ないし超越する必要が出てくる。言葉を換えていえば、自己を超越するような転換の仕方が求められるのである。「超越」という言葉は、ギリシャ語では「メタ」といい、この「メタ」という言葉は「メタノイヤ」（回心）という言葉の接頭語であることからわかるように宗教的意味をもっている。この超越という言葉は、宗教的にいえば、〝飛躍〟を意味すると同時に既存の価値観や態度から距離を置くことを意味する。この事態は言葉を換えれば実存する、つまりexsistすることである。このexは外へという意味で、外へ向けて存在することが超越である。死にゆく人が死を本当に受容するためには、肉体の衣をまとった「自己の存在」は〝消滅〟の危機にさらされているわけだから、その人が死と向き合うためにその人の存在の外に出ること、つまり、心の中で「自己を超越する」覚悟をもつ必要がある。つまり、既存の「自己存在」から超越的「自己存在」へと向かわなければならない。

自己が既存の価値に執着、依存していては、自己を超越することはできない。自己中心的生き方から「脱自己中心化」し、超越的自己的生き方へと転換してゆくためには、自己を無化（ケノーシス）する姿勢をもつと同時に、自己自身を自ら対象化し、神のかたち（imago Dei）に近づくことを目指し、永遠に価値のあるものへと自己を委譲する謙遜さをもつ必要がある。

（1）四つの超越

筆者は、その超越的自己のあり様、つまり自己超越の様式を、〈上への超越〉、〈横への超越〉、〈下への超越〉と〈自己への超越〉の四つに分けたらどうかと考えている。〈上への超越〉とは、神など聖なるものへとつながろうとする意志であり、〈横への超越〉は、人を愛し自然とつながろうとする志向性である。また、〈下への超越〉とは、すでに亡くなった人々、つまり親しい死者との交流への願いである。

〈自己への超越〉とは、我執にとらわれた自己を離れ、たとえ死んでも生きる、真に聖化された命にいたる生き方、つまり真の超越的自己になろうとすること、そうした自己同一性を探索しようとする志向である。ここでいう真の超越的自己となるということは、冒頭でも述べたように、自分の肉体（からだ）や霊魂についても対象化し、客観的に洞察する能力を獲得することである。また、それは、普遍的な価値のあることに没頭することでもある。

宗教学者の故岸本英夫氏（元東大名誉教授）は、「最後の時間を精一杯ぎりぎりまでよく生きた。また、親しい人々とできるだけ良い別れが出来るよう努めた」と死の直前に書き残している。

また、東京新聞の記者であった故千葉敦子さんは『「死への準備」日記』の中で次のように述べている。「日本人の友人・知人の中に『病気のときは、ゆっくり休みなさい』という人がいて閉口した。癌という病気は、ゆっくり休んでいれば治るものではない。少しでもできる間にやりたいこと、やるべきことをやらなければ、いつ命が終わるか分からない」(6)と。このような人々の書いたものを読むと、人間は、死と向かい合うとか、自己存在の枠組みを転換し、自己を超越し、とぎすまされた真の自己を意識するようになると、今の一瞬一瞬の時を生かして、有意義な生き方をしたいと思うようになるということがわかる。つまり、〈自己への超越〉とは、今の「時」を有意義に活用し、人間として、誠実に生きるためにはどうすればよいかということを徹底的に追求することであるといえよう。

〈横への超越〉をするということは、死と直面することによって、今までの自己中心的な生き方から他者配慮的な生き方、つまり愛の実践や他者との和解あるいは感謝などといった態度へと転換することを意味する。

〈上への超越〉をする生き方とは、死を意識することによって自分の力を超えた大いなるものからの力、言葉を換えていえば、神からの霊が与えられることを期待することである。事実、神への信仰心が、死と対峙することによって、湧き上がってくることがあることは、多くの人々の手記や告白によって、われわれは知ることができる。しかし、そもそも「超越」できるのは人間の力ではなく、神の恩寵としての聖霊が働かなければ、困難であるように思う。

〈下への超越〉とは、ちょうど、アルコール依存症者が、再生にいたる前に「底つき」体験が必要なように、死と向かいあった時、宇宙の〈地下〉、すなわち「底」にいるとされる死者、すなわちすでに先に亡くなってしまった人々や「陰府《よみ》に下ったイエス・キリスト」(この点については後述する)と、出会うことを期待することを意味する。

このように、死と向かい合い、そして死を受容するためには、「脱自己中心化」すること——その中には、過去の自らの言行への悔い改めも含まれるのだが——によって超越への志向へと転換し、自己や他者や神との関係を見直す必要がある。

(2) プシュケーからゾーエー中心の生き方へ

聖書の中に「自分の命を愛する者は、それを失うが、この世で自分の命を憎む人は、それを保って永遠の命に至る」(ヨハネ12・25)という言葉があるが、前段の自分の命という言葉は、ギリシャ語の原典にあたると、psychē=プシュケーであり、後段の永遠の命という言葉はギリシャ語のzōē=ゾーエーという語が使われている。同じ日本語の「命」でも、健康時、既存の存在の枠組みを支えているのはプシュケーのほうであり、超越的自己ないし脱自己中心的生き方をした新しい存在の枠組みをもった人間の命はゾーエーのほうであって、原典では違った言葉が使われている。以下、同じイノチでもプシュケーの方は「命」ゾーエーの方は「いのち」と分けて記述する。なお、この聖句の前に、有名な「一粒の麦は、地に落ちて死なければ、一粒のままである。だが、死ねば、多くの実を結ぶ」という文章が入っている(ヨハネ12・24)。ここでいう「一粒のままの麦」はプシュケーであり、「実を結ぶ麦」はゾーエーとしての「いのち」である、前者は「自然の命」であり、人間が「今」、現に、衣食住を伴って生きている命(プシュケー)のことである。これに対して、ゾーエーは、「今」と「将来」において、神から贈与され、自ら〝発見〟した「いのち」のことである。(7)

このような、プシュケーとゾーエーとの対比において、先に述べた死の受容の前提条件である脱自己中心化ないし、既存の価値観からの転換あるいは超越的自己の形成といった事態をとらえ直すことができるのではないかと思う。つまり、プシュケー中心の生き方から、ゾーエー中心の生き方、過ごし方への転換ということが、死の受容にとって、大変重要な意味があると思われるのである。

四　死にゆく者の問いに答えるために

「死後自分はどこへ行くのか」という問いにどう答えるか。

死にゆく患者は、周囲の者によく、「自分は、死んだらどうなるか、どこへゆくの」といった問いかけをしてくる。このような質問を末期患者がよく家族や援助者にすることは、長い間、緩和医療に携わっている者は経験している。認知症になった高齢者が身内の者の顔もわからなくなってしまったとき、その人の生物的命はあるが〝生ける屍〟のようなその人間の霊魂はどこに行ったのかということがよく問題になる。いずれにしても、がんなどによる身体の死にせよ、認知症などによる精神の死にせよ、いずれの場合にも、死と身体・肉体、魂、霊との関係を解明しなければ、冒頭で呈示した終末期患者の質問に対して答えることはできない。そこで、本稿では死と身体・肉体・魂・霊との関係を明らかにするための方法として、焦点を絞り、ユダヤ・キリスト教の立場に立ってその人間観や身体観、あるいは霊魂観を旧新約聖書（新共同訳を用いた）に基づいて探ることにする。

(1) ユダヤ・キリスト教の人間観について

ユダヤ・キリスト教の人間観の基本は、身体や肉体、霊や魂の存在をバラバラにとらえるのではなく、統一的、包括的、全体的にとらえることにある。他方で、聖書では、人間を体、魂、霊から成るものとみなす三分割説（Ｉテサロニケ５・23）や体と魂に分ける二分割説（マタイ10・28）も認めている。

このようにユダヤ・キリスト教における人間観は、人間というものを分割と統合を同時に内包する存在とみなす。

こうした人間観は初代教会以来、教義として重んじられてきた三位一体論と存在の類比（Analogia entis）と関係があると考えたい。このような、ユダヤ・キリスト教の人間観と三位一体論に基づく神観の類似性は、人間が神の似像（Imago Dei）であるという創世記の人間観に基づく。

ここでいう三位一体論とは、「神は統一された三位一体であり、三位一体において一致している」（『キリスト教神学用語辞典』日本キリスト教団出版局）と規定される。そのうちの三は、父なる神、子、聖霊をさし、この三位一体の三つの「位格」は同じ愛である本質（実体）を共有するものの、役割は各々異なっており、しかも相互主体的にかかわり合っている。このような三位一体論はユダヤ・キリスト教の神観である、人間は、体、魂、霊（あるいは体と霊魂）といった機能や役割もつと同時に、統一的、全体的に把握されるとする見方と深い関連性があるといえよう。これがユダヤ・キリスト教の人間観である。

ところで人間が、身体的・精神的に終末期を迎えるということは、生物的生命の源である肉体が、自己の存在を見捨てること、あるいは、みはなすことであるといえる。つまり、今生きている肉体が死につつあるということは、人間の霊の働きである生命活動の源泉であるエネルギーが失われることを意味する。そのような死にゆく人に対して、生物的存在、心理的あるいは精神医学的存在、社会的存在といった機能や役割を重視したかかわりをしようとしても、その存在を支える根源的エネルギーが病によって〝枯渇〟しようとしているわけだから、限界がある。だから、緩和ケアを進めるにあたっては、人間存在の根源を支える「人の霊魂の部分」、あるいは「人格的部分」に働きかける必要が出てくる。つまり、人間を全体的包括的総合的な核心を支える「愛」の部分、すなわち、その「響き合い」に賭ける必要が出てくる。それは人間が神の似像であり、三位一体の神の本質が愛であるということとかかわりがある。

(2) ユダヤ・キリスト教の身体観について

1 肉について

旧約聖書では、肉体を表すヘブライ語はバザール（bāśār）で、身体と同じ意味に使われる。具体的にはバザールという言葉は人間の肉体（創世記2・21、サムエル上17・44）、身体全体（レビ13・13）、血縁者（創世記2・23）などの意に用いられている。その他、動物の肉（牛や豚など）という意味にも使われる。いずれにしても、バザールは人間をはじめとする動物などの生き物全体を表す言葉として用いられている。その意味でバザールは死ぬべき限界性をもった被造物の生命全体をさすといえよう。たとえば、「人間は肉にすぎず／過ぎて再び帰らない風である」（詩編78・39）とある。

また、肉はただ人間や動物など生き物を表す呼称というだけでなく、肉なる人は病や罪につながる弱さ（ガラテヤ4・13、ローマ6・19）をもつものとして描かれている。また、「呪われよ、人間に信頼し、肉なる者を頼みとし／その心が主を離れ去っている人は」（エレミヤ17・5、傍点筆者）における肉および心は、神に対する信仰とは対極的なものとしてとらえられている。

このように肉は、神への不信仰や有限性や弱さを強調する用法の他に、神の霊と肉とを対比して用いられている箇所もある。これについては「わたしの霊は、人の中に永久にとどまるべきではない。人は肉にすぎないのだから」（創世記6・3）という文章が参考になる。

このようにみてくると旧約聖書では、肉は善悪の価値判断を伴わない、肉体、血縁者、動物の肉といった中立的な意味として用いられる用法と否定的な意味に用いられる用法とが併存している。他方、「わたしはお前たちに新しい心を与え、お前たちの中に新しい霊を置く。わたしはお前たちの体から石の心を取り除き、肉の心を与える」

（エゼキエル36・26）とあるように、肉という言葉を肯定的に用いている箇所もある。旧約聖書のバザールは新約聖書ではサルクス（肉）という言葉とソーマ（身体）という言葉で表されている。サルクスは、バザールと同義に使われていることが多い。すなわち、旧約聖書のバザールの伝統的使用方法を引き継ぎ、人間ないし人（マタイ16・17、24・22、ローマ3・20）、「心」とか「霊」に対して外から観察できる「外見的なもの」（ローマ2・28）「外なる人」（Ⅱコリント4・16）、食用としての肉（ローマ14・21）に、サルクスという言葉が用いられている。これらの言葉は、中立的意味合いをもっている。またパウロは肉（サルクス）を「宇宙（コスモス）」、「自然」など「世」を表すコスモスと同義語的に使っていて、いずれも「移りゆくもの」を象徴する言葉として用いている（『新約聖書神学辞典』教文館、三九九頁）。また、肉を弱さ（マタイ26・41）、はかなさ（ガラテヤ4・13）、身に与えられたとげ（Ⅱコリント12・7）、神に敵対したり反逆する性向（ローマ8・7）、人の誇りや罪（Ⅱコリント11・18、ガラテヤ5・19―21）。といった人間にとって好ましくない意味で使っている箇所もある。この場合パウロは、肉が究極的には、滅び、あるいは、死にいたるものであるととらえている（ローマ8・13、Ⅰコリント5・5）。また「肉」の働きによる知識（Ⅱコリント5・16）、判断（Ⅰコリント1・26）、意志（Ⅱコリント1・17）において限界があることを示している。

他方、パウロは、御子が罪深い肉と同じ姿でこの世に送られた（ローマ8・3）と述べており、ヨハネもこの肉という言葉を、秘義的にとらえている。たとえば、ヨハネ福音書には「人の子［イエスのこと］の肉を食べ、その血を飲まなければ、あなたたちの内に命［いのち］はない。わたしの肉を食べ、わたしの血を飲む者は、永遠の命［いのち］を得、わたしはその人を終わりの日に復活させる」（ヨハネ6・53―54）とある（ヨハネ6・51も参照）。また罪の主体である人間の肉を贖うために、イエスは自分の肉を十字架につけ、人類との和解と救いのために用いられ（エフェソ2・14、コロサイ1・22――ここでは「肉の体」という言葉が使われている）、イエスは自分の肉を通って新しい生きた道を私たちのために開いてくださった（ヘブライ10・20）と記されている、このイエスの受肉は、秘義（ヨハネ1・14）であるとされている。

このように、肉がイエスの受肉という意味で使われる場合、それは、死に向かう性質をもつ人間の肉という意味ではなく、イエスの受肉は人間の弱さや病や死と連帯・共生・共苦し、神と人との間を執り成し、人間に、永遠の「いのち」としての霊の体を与えるという目的をもつ。

このように、ひとことで肉といっても、この言葉はユダヤ・キリスト教においては多義的に用いられている。

2　からだについて

すでに述べたように旧約聖書の肉（バザール）を表すギリシャ語は、サルクスという言葉だけでなくソーマという言葉にも訳されているが（七十人訳）、新約聖書でも、一般的にはこのサルクスとソーマは、同義語的に使われている。たとえばソーマはサルクス同様、体は情欲に従うもの（ローマ6・12）、あるいは心の欲望による不潔なものの（ローマ1・24）、といった否定的な意味に用いられている。他方、ソーマを霊によってその働きを絶つなら生かされる（ローマ8・13）とある。他方、サルクスとソーマがまったく違う意味に用いられていることもある。この場合、サルクスはおよそ否定的な意味に使われ、ソーマは肯定的な意味に使われている。この点について、もう少し具体的に記してみよう。

サルクスについては、前節「1　肉について」の項で述べたように、神を喜ばすことはできない（ローマ8・8）。それどころか、神に反逆（ローマ8・7）し罪を犯す性質をもつ（ガラテヤ5・13）。それゆえ、このままでは（悔い改めなければという意味）、死に定められることになり、復活し神の愛の中に包まれ霊の体（Ⅰコリント15・44）をもち、復活することはできない。

これに対して、からだ、すなわちソーマは本来は死ぬはずの体でも、神の霊、すなわち聖霊の住む場となりうることが、示されている（ローマ8・11、Ⅰコリント6・19）

このような肉（サルクス）と体（ソーマ）とが、違った意味で用いられることがあることを、はっきりと認識しておくことは、後述するユダヤ・キリスト教の死生観ないし死後観を理解するために、決定的に重要な意味をもってくる。

3　魂について

魂という日本語は、こころ、精神、霊などと書き分けられているがそれらの区別は明確ではない。一般的には、ヘブライ語ではネフェシュ（nepeš）、ギリシャ語ではプシュケー（psychē）、ラテン語ではアニマ（anima）、ドイツ語ではゼーレ（Seele）、英語ではソウル（soul）あるいはスピリット（spirit）という言葉があてられている。しかし、日本語の魂という言葉が上記の言葉にピッタリと一致した内容を有しているかというと、微妙に異なっている。

ヘブライ語の魂（ネフェシュ＝spirit）という言葉が、霊を表すルーアッハ（rûah）と同じ意味をもった言葉として使われている箇所もある。

たとえば、「わたしの魂は夜あなたを捜し／わたしの中で霊はあなたを捜し求めます」（イザヤ26・9）という言葉や、人は「去って行った霊を連れ戻すことはできず、陰府に閉じ込められた魂を／解放することもできない」

（知恵の書16・14）といった文章においては、霊と魂とが、対になって描かれている。

また、新約聖書には「わたしの魂は主をあがめ、わたしの霊は救い主である神を喜びたたえます」（ルカ1・46―47）という言葉もある。この聖句によると、人の霊も魂も神に向かう性向を有していることが示唆されている。しかし、魂（ネフェシュ）は、ヤーウェとの関連で用いられている箇所が二一しかなく、ほとんどが人間の自然的、身体的心理的生命を意味する言葉として用いられている。(8)

新約聖書では「この世の命のままに生き、霊を持たない者」（ユダ19）という表現がある。この世の命のままに生きるとは、魂（ネフェシュ＝心や精神はある）はもっているが、他方、霊（プノイマ＝神の霊のこと）はもたない人のことである。この霊とはすぐ後の文章から神の霊である聖霊を意味していると思われる（ユダ20）。またこの世の命とは、自然の人（プシュキュス）を暗示させる。また、コリントの信徒への手紙一の二章一四節に出てくる自然の人（プシュキュス）が、神の霊に属する人（プネウマ・テイコス）（Ⅰコリント2・14）、霊の人と肉の人（Ⅰコリント3・1）と対比的に用いられている。同じように、精神（ギリシャ語でプシュケーが用いられている）と霊（プノイマ）とをはっきり分けている箇所（ヘブライ4・12）もある。

すでに述べたように、魂を表すヘブライ語のネフェシュは具体的に、人間の自然的・身体的命を表す言葉（列王上19・4、創世記2・7）として用いられている。また生命活動の基となる血（創世記9・4―6）や食欲（ヨブ33・20）という意味で用いられることもある。その他、魂を表すネフェシュは、喜びの感情（詩編86・4）、飢え渇き、衰え（詩編107・5、9）、倦怠感（ヨブ10・1）など、情緒や精神生理学的な意味をもつ言葉に用いられる。また、意志、具体的には謀議に加わること（創世記49・6）や希死願望（ヨブ7・15）、神から記憶される魂（イザヤ38・17）、内なる声（シラ書37・14）など、高次の理性や良心の働きも、魂がかかわる分野であることが示唆される。さらに、「魂の汚染を守る」（知恵の書14・26）、「活動する魂」（知恵の書15・11）や「砕かれた魂」（イザヤ65・14）、「律法に生かされる魂」（詩編19・8）、「借りていた魂の返済を求められる」（知恵の書15・8）など、倫理的領域にかかわる意味内容をもっている場合もある。

しかも、「律法の要求する事柄がその心に記されていることを示しています。彼らの良心もこれを証しており」（ローマ2・15）とあるように神の霊と魂とが良心と関係づけられ密接に関連している場合もある。また、律法が魂を生き返らせる（詩編19・8）とある。他方、魂は前述したように悪の力に「汚染」されることもある（知恵の書14・26—30）。

すでに述べたように、魂という言葉のギリシャ語は、プシュケー（psychē）である。現代の学問範疇に所属する精神医学（psychiatry）や心理学（psychology）は、その言葉の起源をたどってゆくと、このpsychēにたどりつく。そう考えてくると、この魂への配慮という問題をめぐって医療や教会の場で、実践神学や教会学と臨床心理学や精神医学との協力がなされる余地があるように思われる。聖書でも、教会の指導者は信徒の魂のために心を配ることが勧められている（ヘブライ13・17）。

4　霊について

霊という日本語はヘブライ語では、ルーアッハ（rûah）。ギリシャ語ではプノイマ（pneuma）、ラテン語ではスピリタス（spiritus）、英語ではスピリット（spirit）である。

旧新約聖書における霊の使われ方を調べてみると、大別して三つの使われ方がある。

第一は、神の霊である（イザヤ63・9—10）。この神の聖なる霊は人の苦難を自らの苦難とし愛と憐れみをもって贖ったが人間が背いたので、主が人の敵となったとある。旧約聖書においては、「神の霊」の語は九四回出ている（以下『新聖書大辞典』キリスト新聞社、一五二〇頁参照）、神の霊は、旧約聖書では、イスラエルの軍事的指導者ないし預言者（士師記13・25、民数記11・29）に注がれると考えられた。また、神の霊は人間を再生させる力をもつ（イザヤ32・15、エゼキエル36・25―28、37・14）また、神は、不滅の霊（知恵の書12・1）であるとされる。

新約聖書においても、神は霊である（ヨハネ4・24）、また、神の子イエス・キリストは、受洗時、聖霊を受けた（マルコ1・10―11）、そして、イエスを信ずる者は「主イエス・キリストの名とわたしたちの神の霊によって洗われ、聖なる者とされ、義とされています」（Ⅰコリント6・11）という記述がある。

第二に、人間や動物の霊がある。それを命の霊として一括している（創世紀6・17）。その他、コヘレトの言葉でも人間と動物の霊を同一視している（コヘレト3・19、21）。しかしこれらの生物がもっている霊は、生命活動の源になるものだが、究極的には、神の支配下にあり、神の意志によって、その生きものに霊が与えられたり（創世紀2・7）、それを、神が一定の期間生き物に貸し与えられた後取り上げられると、「息絶え／元の塵《ちり》に返る」（黙示録11・11、詩編104・29）。

この生き物の霊は、上述したように、生命を維持するための根源的なエネルギーであって、人や動物をこの世において生かし活動させる命の源という意味あいをもっているのに対して、魂はどちらかといえば、その命の源である生物エネルギーに支えられて現れてくる、身体的、心理的、精神的、倫理的現象面を表す言葉であるといえる。その場合、人の霊と神の霊との親和性が示唆されている。

たとえば聖書には、人間の理性的、倫理的働きと神の霊との関連を示唆する表現がある。「完全なものとされた正しい人たちの霊」（ヘブライ12・23）、「知恵と識別の霊／思慮と勇気の霊／主を知り、畏れ敬う霊」は、「主の霊が「人の霊に」とどまる」ことを示す（イザヤ11・2）。つまりこの場合、神の霊が人の霊に付与されている。旧約聖書において、知恵は主を畏れることによって与えられるとされる（箴言1・7など）。確かに「知恵」には「人の知恵」（Ⅰコリント2・13）もあるが、ここで問題にしているのは、主の霊による知恵であって、それは「理知に富む聖なる霊」「活発で、明白で、汚れなく、明確で、害を与えず、善を好む鋭敏な霊、抵抗し難く、善を行い、人間愛に満ち、堅固で、安全で、憂いがなく、すべてを成し遂げ、すべてを見通す霊」である（知恵の書7・22―23、24―25も参照のこと）。ここであげた知恵は、神の霊による。この神の知恵に裏打ちされた人の霊は「ほかの理知的で純粋で、軽妙なすべての霊に浸透する」（知恵の書7・23）また「知恵はどんな動きよりも軽やかで、純粋さゆえにすべてに染み込み、すべてを貫く」（知恵の書7・24）とある。また「わたしは……打ち砕かれて、へりくだる霊の人と共にある」（イザヤ57・15）や「神、主よ、御手にわたしの霊をゆだねます」（詩編31・6、傍点筆者）、さらに「悔いる霊」（詩編34・19）も、人の霊と神の霊とが相互浸透し統合したとき、人の神に対する態度となって現れる。しかし「わたしたちは、世の霊ではなく、神からの霊を受けました」（Ⅰコリント2・12）とあるように、神の霊と世の霊を分けているところもある。いわゆる霊的ケアといわれるものを行うとするならば、世の霊と神の霊と人の霊との三方向を射程に入れつつなされる必要があるだろう。

第三は、悪しき霊の存在である（列王上22・23）。この霊は「偽りの霊」ともいわれ、また「惑わす霊」あるいは「悪霊」ともいわれる（Ⅰテモテ4・1）。

以上、霊の諸相を三つに分け、その実態と本質についての若干の考察を加えた。

五　生物的生命と霊的生命

日本語で生命という言葉は一つしかない。そして、この言葉から受けるイメージは、躍動する生き物の姿である。ところで、ギリシャ語には、生命を表す言葉は複数あり、一方は自分の体や自分の「命」（プシュケー psychē：マタイ6・25）、あるいは生物的「命」である体（マタイ5・29）、つまり、ビオス（bios）であり、他方は永遠の「いのち」をさすゾーエー（zōē）である。その中でビオス bios は、「人生」とか「生活の質」「日常生活」などの意味で life と訳される語である。ゾーエー zōē は、外に見える形で現れている「命」、つまり自然的身体的な psychē や bios「命」と明確に区別されていて、真の「いのち」の名に値するもの、つまり死から生へと移ることを保証された「いのち」であり、神のみがもち、人間が信仰によって与えられる賜物としての永遠の「いのち」である（ヨハネ3・16、5・24）。

筆者がなぜ、このようなまどろこしい訓詁学的な議論をしながら言葉の整理をしたかというと、死によって、自然的身体的生命は崩れ去ってしまう。そうすると、そのような命（プシュキコス）を基盤にして生きていた場合、具体的には、食べたり、性の営みをしたり、結婚したり、離婚したり、商売をしたり、家庭生活を営んだりすることにその人の人生のまるまる拠りどころを置いていると、死はその基盤そのものを根底からくつがえすことになるので、死が迫ってきたとき、とても死を受容することができなくなるのである。このような人に、健康な人間がどんなに熱心にケアするといって救いの手を差しのべようとしても、その人の心の中に入ってゆくことはできないであろう。ところが、すでに述べたように、ゾーエー（zōē）の方は、アイオーニオス（永遠の）といった形容詞を伴って、ゾーエー アイオーニオス（永遠の「いのち」）といった表現があるように、肉体の死の危機に直面しているにもかかわらずなお生き続ける「いのち」を包含している。つまり、「あなたがたは、朽ちる種からではなく、朽ちない種から、すなわち、神の変わることのない生きた言葉によって新たに生まれたのです」（Ⅰペトロ1・23、傍点筆者）とあるとおりである。これを松永は人格的「いのち」と定義した[9]。つまり、人間は、自然的生物的生命は崩壊に直面しても、その存在の基盤である人格は健全さを保ち、生きているのである。そして、人格は相互に響き合うことを特徴とする。

このゾーエー（zōē）は神とのつながり、つまり神と人との相互の関係性の中にあって、死すべき身体（自然の命の体）に代わり、復活の際によみがえる永遠の〈霊的身体〉（霊の体）とかかわる（Ⅰコリント15・44）といわれる[10]。これが、人格的「いのち」である。なお、この永遠の「いのち」は、愛において現れるものであるから、決して死後の事柄だけに限定されるものではなく現在的なものであるともいえよう[11]。

(1) ユダヤ・キリスト教の身体観と死生観

すでに述べたように、ユダヤ・キリスト教の身体観を調べてみると、身体を現すヘブライ語「バザール」（bāsār）はギリシャ語の肉（サルクス）やからだ（ソーマ）と同義的に用いられていることが多い。そして、肉やからだがこのような用法で用いられる場合は、肉やからだは有限であって、死ぬ運命にある。なぜなら、この場合の肉やからだは生物的あるいは自然的生命を現す言葉として用いられているからである。「肉なる者は皆、草に等しい。……草は枯れ、花はしぼむ」（イザヤ40・6—7）といった言葉は、人間の肉やからだの有限性をよく表している。新約聖書でも人間が死に定められているという厳粛な事実は少しも変わらない。「死に定められたこの体」

（ローマ7・24）、「死ぬはずの体」（ローマ8・11）といった表現は、生物的生命（ビオス）が宿るからだは、死を避けることができないことを示している。つまり、神の霊の救済と対比的に用いられる生物的生命をもつ「からだ」や「肉」は「滅ぼされる」（Ⅰコリント5・5）のである。ここで、記されている肉や体は、この世で生きている人間そのものを表すだけでなく、神から離れた人間の態度、つまり本能的欲望のままに生き、罪を犯し、自己中心的生き方をすることであり、それが死と結びつけられている（ガラテヤ5・16―26）。このように聖書では、肉と体が、滅びるものとして描かれている箇所があるが、他方で、肉とからだとを分けて使っている箇所もある。たとえば体と死との関係でいうと、肉とからだとの使い方は異なり、肉は滅びるもの、からだは生き続けるものとして描かれている。たとえば、パウロは、被造物全体が、「体［からだ］が贖われることを、心の中でうめきながら待ち望んでいます」（ローマ8・23）と記しているし、「わたしたちは生きている間、絶えずイエスのために死にさらされています、死ぬはずのこの身にイエスの命［いのち］が現れるために」（Ⅱコリント4・11）と書かれている。つまり、イエスとつながっている身（「体」）は、イエスに贖われることを心の中に待ち望んでおり、自らの体にイエスの「いのち」が現れることを信ずるならば、たとえ肉体は滅びるとしても、もうその人の命を支える体には、永遠に生きる「いのち」の胚芽を宿しているとパウロは語る。

それは、「主イエスを復活させた神が、イエスと共にわたしたちをも復活させ、あなたがたと一緒に御前に立たせてくださると、わたしたちは知っています」（Ⅱコリント4・14）とあるとおりである。

このように、パウロは、「死ぬはずのこの身［「体」］」が「イエスのために死にさらされる」としても、「イエスの死を体にまとう」（Ⅱコリント4・10）ような生き方をするならば、「イエスのいのち」が「この身」を将来、復活させて、新しい「いのち」、すなわち「霊の体」（Ⅰコリント15・44）が与えられると信じているのである。すでに述べたようにこの「霊の体」は、「自然の命と体」（Ⅰコリント15・44―46）とは、対立的に描かれている。

ところで、イエスが、十字架上で息を引き取られた（マタイ27・50＝フランシスコ会聖書研究所訳では霊を渡されたと訳されている）とき、イエスの再臨を先取りするがごとく、すでに死んでいた者――聖書では眠っていたものと表現されている――の「からだ」がよみがえったという記事がある（マタイ27・52）から、死んでからよみがえるまで体はユダヤ・キリスト教における全人的包括的身体観を踏まえるならば存続していることになる。このからだは、肉のからだと霊のからだとの中間的存在といえるが、適切な表現方法を筆者はいまだ見いだせていない。

聖書で用いられる「体」という言葉は、単なる人間の身体（body）をさすのではなく、体は人格として人間の世界的宇宙的歴史的自己実現をなす際に神との関係性を内包している。さらには教会をキリストの体（Ⅰコリント12・27―31）と見なしており、(12) チームの「個」と「全体」との関連性つまり、相互が支え合うためのコミュニケーション的意味にも、比喩的に使われている(13)（Ⅰコリント12・12―26）。このことから、キリスト教の身体論は、一個の人間のからだのみに限定されるだけではなく、教会や社会集団との関係性をも含有する幅広く、しかも普遍性のある概念としてとらえるべきであろう。

なお、すでに指摘したことだが、この世でイエスの「いのち」が、死ぬはずの「この身」に現れることは、イエスへの信仰とその聖霊を与えられることによって始まるが、本当の「霊の体」が与えられるのは復活後である。その意味で、「この世の体」と復活後の「新しい体、霊の体」とは、非連続でありながら連続的関係を保ちながら継続しているといえるだろう（ルカ24・37―40、ヨハネ20・19―20、26―27、Ⅱコリント12・2―4参照）、したがって、人間が死んでから復活にいたるまでの期間、人間のからだは、例外を除いてほとんどの人の場合陰府にしばらく留め置かれる期間も含めて、中間的状態として、神によって存在せしめられているといえるだろう。(14)

(2) ユダヤ・キリスト教の霊魂観と死生観

1 霊魂のゆくえ

ユダヤ・キリスト教の霊魂観によれば、人間の霊は、神によって貸し与えられたものである(知恵の書15・16)。しかも、それは動物の霊と異なるものではなく、生物としての生命活動を支える源である(三〇頁参照)。しかし、人間の霊は一定の期間、神によって貸し与えられた後、神に返却される。まさに、「塵は元の大地に帰り、霊は与え主である神に帰る」(コヘレト12・7)と書いてあるとおりである。

しかし、コヘレトは、死後、人間の霊を含めて、どうなるかということに対して沈黙している(コヘレト3・22、ヨブ14・10も参照)。コヘレトの書が、大体紀元前三世紀、ヨブ記がさらにその前の紀元前五世紀に成立したといわれている。ユダヤ民族内では、まだ、このころは、死後どうなるかということに対して、はっきりとした考えがまとまっていなかったのではないかと推測される。むしろ「人間にとって最も良いのは、飲み食いし/自分の労苦によって魂を満足させること」(コヘレト2・24)とあるように、生を楽しむことに、焦点があてられていたといえるだろう。

ただし、人間の霊が死後どうなるかということに関して、すでにヤコブが「ああ、わたしもあの子のところへ、嘆きながら陰府へ下って行こう」(創世記37・35)と述べたと記されている。また、紀元五世紀から紀元三世紀に編集されたとするコヘレトの書やヨブ記よりさらにさかのぼる、紀元前八世紀から六世紀に編集されたとされるイザヤ書において陰府に関する記事(イザヤ14・11、14・19)がみえている。なお陰府に関する記事は、「死霊の国」と言葉は代わっているが、ずっと時代が下って紀元前二世紀に編集されたとされる箴言(2・18)にも出てくるので、陰府の存在は、イスラエル民族にとって、あらゆる時代を通じて、共有する普遍的考え方とみなされていたと判断してよいであろう。

ところで、イザヤ書によれば陰府には亡霊が〝存在する〟と信じられていた。「地下では、陰府が騒ぎを起こす／お前が来るのを迎えて。そして、亡霊たちを呼び覚ます／地上では、すべてつわものであった者らを」（イザヤ14・9）といった言葉や「お前は倒されて地の下から語り／お前の言葉は塵の下から鈍く響く。亡霊のようなお前の声は地の下から聞こえ／お前の言葉は塵の下からかすかに響く」（イザヤ29・4）、あるいは、「亡者たち、陰府の淵に住む者たちは／水の底でのたうち回る」（ヨブ26・5）といった記述を読むと、死後の亡霊が、陰府の世界に〝生きている〟ことを暗示させる。しかし、亡霊が〝生きている〟といっても、それは、現世と同じ状態なのか。それは、われわれが生きている世界に存在する人間の霊とは一線を画しているといえるだろう。いかにこの世において、権力や地位をもっていても、陰府の世界においては、亡霊はまったく無力な状態にある（イザヤ14・10）、ユダヤ人の歴史的伝統の中には「この地上におけるわたしたちの人生は影のようなもの」である（歴代上29・15）という考えがある。もし、そうであれば、無力な状態にある陰府に存在する者は、より一層、その影は深いといえるだろう（詩篇88・7）。陰府にいる死者は暗黒の世界に〝生きている〟わけだから（ヨブ10・21）。

さらに注目すべきことは、イザヤ書には、このような陰府にいて、亡霊として〝生かされている〟人間は、捕らわれ獄に入れられている状態であるということが暗示される文章が、記されていることである（イザヤ24・18、22）。しかも、主は救いの日、恵みの日に捕らわれた人には、「出でよ」（イザヤ49・9）と言われる。

また、紀元前二世紀から紀元前一世紀ごろに編集されたとされる知恵の書には、主にはおできになる（知恵の書16・13）が、人間は、「去って行った霊を連れ戻すことはできず、陰府に閉じ込められた魂を／解放することもできない」（16・14）とある。このことばを信じるとすると陰府において人の霊や魂は〝生きて〟いることになる。

また、紀元前六世紀ごろ活躍したとされる（BC五二〇―五一八）預言者ゼカリヤは、「わたし［主］はあなたの捕らわれ人を／水のない穴から解き放つ。希望を抱く捕らわれ人よ、砦に帰れ」（ゼカリヤ9・11―12）といった言葉を残している。陰府という〝獄〟に捕らわれた人々への救済に関しては、後述する新約聖書ペトロの手紙一の三章一九節、エフェソの信徒への手紙四章八―一〇節における陰府観と関連づけ、全イスラエル、すなわちユダヤ・キリスト教史を通底する思想として、終末論的救済論的観点から今後再検討する必要がある。

ところで、旧約聖書において描かれている陰府に下った死者は、全般的に悲劇的、絶望的な存在とみなされている。紀元前五世紀に記されたとされるヨブ記では、陰府は、いったんそこに下ったら二度と帰還できない国（7・9）、暗黒の世界（17・13）、希望のない国（17・15）、この世の人々に忘れ去られた国（24・20）、塵と同じところ（17・16）と表現されている。

さらに、陰府に下りた人間と神との関係について記した文章がある。ヨブ記より、さらに時代が下って紀元三世紀に編集されたとされた詩編には、「死の国へ行けば、だれもあなたの名を唱えず／陰府に入れば／だれもあなたに感謝をささげません」（6・6）と書かれている。つまり、陰府の国に〝生きる〟者は神との関係が絶たれるという非常に絶望的な思想が当時のイスラエルに存在したことがうかがわれる。

他方で、すでに紀元前五世紀から三世紀にかけて、陰府にいる人間を神は疎外し、見捨てることはない、すなわち神は、この全宇宙、すなわち、天も地も陰府も支配され、その力は陰府にまで及ぶ、とする考え方もあったことを暗示する記事が随所にみられる。すなわち、「陰府も神の前ではあらわであり」（ヨブ26・6）、「天に登ろうとも、あなたはそこにいまし／陰府に身を横たえようとも／見よ、あなたはそこにいます」（詩編139・8、その他139・11―12も参照のこと）、また紀元前八世紀ごろ活躍した預言者アモスは「たとえ、彼らが陰府に潜り込んでも／わたしは、そこからこの手で引き出す」（9・2）としている。このことは、ヨブ記や詩編が書かれる以前に、すでにイスラエルの預言者が、神は陰府の世界に介入されるという神観をもっていたことを示している。

このように、紀元前八世紀から紀元後二世紀にかけ編集され、現在においても旧約聖書に収められている陰府に関する文章を通読するとき、一見すると相矛盾する死後観が記されていることに気づく。そこには、死者は神との関係がまったく断たれ、絶望的な暗黒の世界に突き落とされるとする一貫した死後観が展開されている。他方で、たとえ陰府に下った死者でも、神に救われる希望を求めている文章が書かれている。

悲観的な死後観に関しては「あなたが死者に対して驚くべき御業をなさったり／死霊が起き上って／あなたに／感謝したりすることがあるでしょうか」（詩編88・11）といった記事がみえる。この文章では神と人間との距離は、無限に離れている。この記事からは、陰府に下った人々が、二度と帰還できず、希望もなく、神からも人間からも忘れ去られた世界にい続けなければならないということが読み取れる。

他方、すでに述べたように、陰府の世界においても、神が人間の罪を贖い再生させてくださるという希望をもたせる文章もみられる。

「主はお前の罪をことごとく赦し／病をすべて癒し／命を墓から贖い出してくださる」（詩編103・3―4）

「あなたの死者が命を得／わたしのしかばねが立ち上がりますように。塵の中に住まう者よ、目を覚ませ、喜び歌え。あなたの送られる露は光りの露。あなたは死霊の地にそれを降らせられます」（イザヤ26・19）

こうした記事は、陰府に下った死者にとって希望を与えるものである。

このように、同じ旧約聖書の中で陰府における死後観が大きく異なり、二つの相反する考え方が併存しているのはなぜかということになる。

筆者は、その理由は二つあると考えている。

第一は、暗い陰府観が語られるにいたった背景には、神に反逆し、非倫理的生活をしている、今、生きている人々への預言者からの警告的意味、つまり予防的―事前介入（prevention）的なメッセージが隠されているのではないかと考える。死後の世界が、悲惨なものであることを知れば、現世を非信仰的、非倫理的、享楽的に暮らそうとする人ばかりではなく、神への信仰を深めようとする人も出てくるに違いない。聖書の記者は、このような効果をねらって、マイナスをイメージさせるような陰府観ないし死後観を人々に呈示したのではないだろうか。つまり、陰府でみじめな生き方をしないための予防的措置としてこうした死後観を呈示したのではないかと考える（この点については、ルカ16・19―31の「金持ちとラザロ」の物語を参考のこと）。他方、陰府の世界においても、神が人間の罪を贖い再生させてくださるという希望を与えられるなら、遺族にとっても絶望と悲しみの中で死んでいった人々への事後介入（postvention）として意味がある。真に人間が愛される価値がある存在であるとするならば、罪を犯し、罰を受ける状況に落ち込んでも、神は、人間が悔い改める限り、フォロー、つまり、再生のチャンスを与えてくださること、言葉を換えれば事後介入の機会を与えてくださるに違いない。これはケアを必要とする医療や精神医学の世界では、常識である。たとえば自殺に関していえば、自殺予防は、事前介入（prevention）が必要であると同時に、自殺未遂者や遺族に対する介入（postvention）つまりフォローが必要である。

第二は、陰府の世界は、現世と地続きでありまだ中間時であるという観点から、陰府に対する相矛盾する考え方を説明できるのではないかと思う。

ユダヤ・キリスト教においては、この宇宙は「神の啓示とその主権の完全な樹立との中間時(15)」として規定される。

このような前提に立つと、また主の再臨にいたるプロセスである陰府にいる人々も、まだ中間時に所属しているといえる。中間時に在るということは、暫定性、予測不可性、曖昧性—おぼろげであること（Ⅰコリント13・12）、神秘性、多義性、矛盾性の中に生きていることを意味する。[16] ラインホールド・ニーバーはこの中間時の多義性といった一見すると矛盾するようにみえることを、中間時の「真理の多形性」（polymorphie der Wahrheit）という言葉でまとめている。ここで、われわれに求められるのは、中間時はあらゆる面においておぼろげであるということを認める謙虚さである。人間は、中間時に生起する出来事に対して、早まった判断をしてはならないのである。[17] 神の時空間感覚と人間のそれとは違うだろう。だから、中間時という「時」は、われわれの時計時間とは異なる基準を神がもたれているからに違いない。

さらに、もう一つ注意しておきたい論点がある。

イスラエル民族の歴史を俯瞰するとき、彼らは、再三にわたる異民族の侵入を許し、高名な預言者をはじめ、その当時の知識人らが、バビロンに捕囚として連行されていることが明らかになっている。第一回捕囚（BC六〇五）ではダニエルが（ダニエル1・1―6）、第二回捕囚（BC五九七）では、エゼキエルが（列王下24・12、歴代下36・10）が連行され、さらに第三回捕囚（BC五八六）（列王下25・8―11）と第四回の捕囚（BC五八二）（エレミヤ52・30）と捕囚が続く。[18] この時代は、まさにイスラエル民族の危機存亡の時であった。すべてのユダヤ人が、自らの拠りどころを根元から失った。このような終末論的苦難の中で、ダニエル書のようにそれまでみられなかった死者の復活と永遠の生命（いのち）への信仰を強調する黙示文学が誕生した。ちなみにダニエルは第一回バビロン捕囚（BC六〇五）から第四回捕囚（BC五八二）を経てBC五三八年に死亡しているから、まさにバビロン捕囚時代のど真ん中を生きた預言者である。この苦難の中で彼の復活思想は誕生したといえるだろう。

「多くの者が地の塵の中の眠りから目覚める。ある者は永遠の生命［いのち］に入り／ある者は永久に続く恥と憎悪の的となる」（ダニエル12・2）。このような危機的状況の中で人間の救済願望が生まれるのである。こうした歴史の真実を、われわれは戦争や侵略、犯罪による捕囚だけでなく、病気に罹患しベッドという〝獄〟につながれている患者や、すでに死んでしまい陰府の世界にいる者たちと重ね合わせることができると思う。このような人たちは実存的苦難と死の危機、死の不安、陰府の悲しみに遭遇している点では、共通性をもっている。緩和ケアを進めるにあたっては、死の受容が必要であることをすでに述べたが、その背景には死の恐怖に〝捕らわれ〟、陰府の門の入口に立つ人々や、すでに陰府の世界に死者を送った遺族、さらには陰府にいる多くの人たちに再生への希望が語られなければならない。

なお、遺族から死者に対する祈りや贖いのいけにえをささげる習慣、さらには殉教という悲劇をとおしての永遠の生命への復活への信仰などは、ユダヤ民族の存亡の危機にあったアンティオコス・エピファネスのユダヤ人迫害、神殿冒瀆（BC一六八）、一六七年に起こったマカバイの反乱等の歴史的背景というものの理解なくして語ることはできない。不幸なことに、遺族の死者へのキリストをとおしての執り成しを願うこうしたアプローチは、宗教改革者たちによって免罪符という教会政治的なものととらえられ、そうしたアプローチはそれを瀆神的なものとして埋り去られた。しかし、筆者は、これらの一連のイスラエル民族の危機や死に直面し苦しんでいる人あるいは遺族について考えると、ルターの宗教改革時の免罪符をめぐるカトリック教会の対応とはその歴史的な立脚点がまったく違う点に注目する必要があると思う。戦死や病死、拷問死を問わず、遺族の死者に対する思い、悲しみ、無念さ、愛情、罪責感などを考えると、マカバイ記二（7・9、14、12・41―45）が提示した遺族の死者への思い（祈りやあがないのささげものも含めて）というものは、現代に生きる者にとって、もう少し理解されてよいと思う。

2　生きる霊魂と滅びる霊魂

ユダヤ・キリスト教の霊魂観は、ギリシャのそれのように、いわゆる霊魂不滅の思想ではない。たとえば、旧約聖書には、神は「人が深い眠りに包まれ、横たわって眠ると／夢の中で、夜の幻の中で／神は人の耳を開き／懲らしめの言葉を封じ込められる。人が行いを改め、誇りを抑え／こうして、その魂が滅亡を免れ／命が死の川を渡らずに済むようにされる」（ヨブ33・15—18）という言葉がある。眠りの中で神が人に語りかけるというのは、死後観を考える場合、大変示唆的な文章である。なお、ここでは、魂の滅亡を防止するためには、行いを改め、誇りを抑えることが必要であることが強調されている。しかし、この言葉の裏を返せば、行いを改めない場合は、魂が滅びることがあるということが明言されているといってよいであろう。イエスも「魂も体も地獄で滅ぼすことのできる方を恐れなさい」（マタイ10・28、傍点筆者。陰府ではなく地獄という言葉が使われている点に注意）と言われた。この言葉からも、魂や体の滅びというものがあるということが、示唆されている。その他、罪人の魂の死について言及している箇所は、他にもある（ヤコブ5・20）。ペトロは、「魂に戦いを挑む肉の欲を避けなさい」と魂が亡びないために、戦うことを信徒に勧めている（Iペトロ2・11）。戦う相手とは、神の霊とは異なる「世の霊」（Iコリント2・12）であり、人を「惑わす霊」や「悪霊」（Iテモテ4・1）である。

それでは、生きる魂とはどのような魂か。終末時、魂が生き返る代表的な事例は自分たちの立てた証し（イエスの証し）と神の言葉のために、首をはねられた者の魂である（黙示録6・9、20・4）。つまり殉教者がこのカテゴリーに入る。その他、神への信仰や神の言葉に向かい神の御旨を実践する魂（詩編42・3、103・1、ヤコブ1・21、Iペトロ1・9）はその死から免れることができるとある。

このように、ユダヤ・キリスト教の死後観によれば、人の霊や魂はギリシャの思想にあるように、決して霊魂不滅ではなく、最終決着はいつになるか人間には伏せられているが、死後救済されるか、滅びるか、二者択一の関係にある。そして、その救いには人間の側の応答が大切であることが、強調されている。

3　キリストの陰府下りについて

冒頭で、筆者は死と向き合う末期患者や自殺したいという患者や自死遺族から、しばしば「死んだらどうなるのか」、「死後もキリストの救いや介入はあるのか」といった問いが出されることが少なくなく、そのことが緩和ケアや精神医療を進めるにあたって大きな課題となっているということを指摘した。この難題を解くための一つの鍵となるのが、東方教会の影響を受け、成立した「アクイレア信条」から引き継がれ、西方教会で使われるようになった「使徒信条」（紀元一五〇年ごろにすでにその萌芽があったとされる）の中に現れる「キリストの陰府下り」に関する記事である。(19) ちなみに、「使徒信条」は、古代教会において制定された公同信条の一つであり、キリスト教信仰の重要事項を結び合わせたもので、信仰の基準であり規範とされる。この使途信条は宗教改革者のルターも受け入れたこともあって、日本のプロテスタント教会も礼拝時用いていることが多い。

使徒信条の中に組み込まれているこの「キリストの陰府下り」の趣旨は、キリストが、十字架上で死に葬られてから復活するまでの三日三晩大地の中にいた（マタイ12・40）という記事に依拠しており、キリストが死者の世界である陰府に下りて行き、そこに拘束されている死者に対して救済を目的とする活動を行い、応答した者に対しては、捕らわれから解放されるというものである。ところで、この「三日三晩」という期間はわれわれがイメージする時計時間とは異なる象徴化された数字である。3は、本来聖性を有しており、三位一体の神の啓示によって決定づけられており、完全と全体を包括する数としての意義をもっている。そして全宇宙は聖書では天と地と地下世界

（陰府）といった三分野に分けられている。[20] 神の時空間感覚は、人間のそれとは異なる。このことを暗示させるような聖書の言葉を呈示する。

「わたしの思いは、あなたたちの思いと異なり／わたしの道はあなたたちの道と異なると／主は言われる」（イザヤ55・8）

「わたしは初めから既に、先のことを告げ／まだ成らないことを、既に昔から約束しておいた」（イザヤ46・10）

「主は、とこしえにいます神」（イザヤ40・28）

「主なるわたし。初めから代々の人を呼び出すもの／初めであり、後の代と共にいるもの」（イザヤ41・4）

「イエスは言われた。『はっきり言っておく。アブラハムが生まれる前から、『わたしはある。』』」（ヨハネ8・58）

ペトロが信徒たちに向かって言った、「主のもとでは、一日は千年のようで、千年は一日のようです」（Ⅱペトロ3・8）などである。

このように、神（イエス・キリスト）の時間感覚とわれわれの歴史時間あるいは時計時間とはまったく異なるということを、まず知っておかなければならない。われわれのイメージする時間感覚で、死後について勝手に想像すると、誤ることになるだろう。その意味で、人間の理性、判断、認識には限界があるという謙虚さが必要である。このような神の時間感覚あるいは時間意識を踏まえた上で、神の空間感覚ないし空間意識の中で、陰府というものが、どうとらえられ、位置づけられているかということを考えてみよう。

この点に関連して次のような言葉がある。

「天上のもの、地上のもの、地下のものがすべて、イエスの御名にひざまずく」（フィリピ2・10）という。ここではイエスが、天上と地上と地下（陰府をさす）のすべての分野にかかわりをもつことが示されている。

「わたしたち一人一人に、キリストの賜物のはかりに従って、恵みが与えられています。そこで、「高い所に昇るとき、捕らわれ人を連れて行き、人々に賜物を分け与えられた」と言われています。「昇った」というのですから、低い所、地上に降りておられたのではないでしょうか。この降りて来られた方が、すべてのものを満たすために、もろもろの天よりも更に高く昇られたのです」（エフェソ4・7―10、傍点筆者）。

この言葉の中から、あえてキーワードを抽出するならば「高い所に昇る」というキリストの「上方志向性」であり、しかも「捕らわれ人」が「恵みの賜物」を付与されていることである。なお「天使が空高く飛ぶのを見た。この天使は、地上に住む人々、あらゆる国民、種族、言葉の違う民、民族に告げ知らせるために、永遠の福音を携えて来て」（黙示録14・6）という聖句もある。ところで「上方を志向する」、キリストは「低い所に降りる」という「下方志向性」をもたれた。

この「下方志向性」と「上方志向性」は神の人間化と人間の神化として統合されることによって、主の御旨が「満たされ」るのである。かくして主は、過去・現在・未来を支配するとともに、天上と地上と陰府を支配し、宇宙全体を見渡すことによって、捕らわれ人によき賜物を恵みとして与えようとされようとしているのである。このようなヴィジョンは、黙示文学において、しばしば、開示される。

捕らわれ人に対する言及は、すでに記したように旧約聖書にも現れている。

「捕らわれ人には、出でよと／闇《やみ》に住む者には身を現せ、と命じる」（イザヤ49・9）、「お前たちが死と結んだ契約は取り消され／陰府と定めた協定は実行されない」（イザヤ28・18）。これらの言葉は、神の陰府という「場」、すなわち闇の世界への介入と、捕らわれ人の解放を示唆している。また、「神は孤独な人に身を寄せる家を与え／捕われ人を導き出して清い所に住ませてくださる」（詩篇68・7）も、神の捕らわれ人、孤独な人の救済を唱っている。

イスラエル民族のこのような救済願望と神のわれらへの解放意志とが重ね合わさり、次のような新約聖書の言葉へと結実してゆき、このような旧約時代や新約聖書に記された初代教会の歴史の積み重ねによって、使徒信条の「陰府下り」思想は形成されていったのであろう。

「霊においてキリストは、捕らわれていた霊たちのところに行って宣教されました」（Ⅰペトロ３・19）といったペトロの言葉や、「死んだ者にも福音が告げ知らされたのは、彼らが、人間の見方からすれば、肉において裁かれて死んだようでも、神との関係で、霊において生きるようになるためなのです」（Ⅰペトロ４・６）といった初代教会に記された文章は、その後のキリスト教の死後観や使徒信条の「キリストの陰府下り」の条項に大きな影響を与えたものと考えられる。

このようなキリスト教の死後観が生まれ、その精神が受け継がれ、聖書に採用された背景には、旧約時代からのユダヤ民族の捕囚、迫害、殉教等の苦難の歴史と、それに伴う人々の統治信仰、さらには、神は過去、現在、未来というすべての時間を通してこの歴史や宇宙を支配されているという信仰、それに加えて、神の、天上、地上、陰府といった全宇宙空間を統治されていて、その中で捕らわれている人々に、救済の福音を語られるというミッションへの人々の信頼感が存在したからにほかならない。

ちなみに、これまであげてきた聖句の他にも、キリストが死者を救済するために死者との間の「仲介者」となられたことを示唆する新約聖書の記事が、随所にみられる（マタイ27・52、ルカ23・43、使徒２・27などを参照のこと）。

この中で注目すべきは、「あなたは、わたしの魂を陰府に捨てておかず、あなたの聖なる者を／朽ち果てるままにしておかれない」（使徒2・27）という言葉である。ここではっきりしていることは、陰府においても魂は存続しているということである。また、前に記したマタイによる福音書二七章五二―五三節では、イエスが死んだとき、「眠りについていた多くの聖なる者たちの体が生き返った」と書いてあるから、聖なる者たちで自然的生命を失った者（死者）のからだは、死後も存続していることになる。よって、死後も人間の〝からだ〟も〝魂〟も無にならないことが示唆される。このことはユダヤ・キリスト教が一貫して人間を、霊魂・からだを包括し、それらを全体として把握するという人間観を陰府の世界まで延長していることを証示するものである。

なお神学者のモルトマンによれば、「死んでキリストと共にある者は意識もあり、感覚もあり、キリストにおいて生きている。彼らには、時間と空間が与えられて、死後にも彼らの生は続いて行く」、「その生は神の慈悲の時間と慈悲の空間の中で発展と浄化と新しさを含む変化の生であり歴史である」と述べている。[21]

ところで、上に述べた使徒言行録二章二七節からは、当時のキリスト者も、自分が陰府に捨てられるのではないか、朽ち果てるまで放置されるのではないかという恐怖感をもっていたことが読み取れる。このような、死後不安や恐怖は、現代においても、死にゆく人々や遺族が共通してもつ感情であろう。

キリストが陰府に下ったということは、キリストが陰府において、人間の苦しみ、孤独、絶望、怒り、不条理感、空虚感に共感し、彼らと連帯されたことを意味する。そして、そのことは、イエスが、人間の弱さや病や死の苦しみを理解するために受肉されたこと（ヨハネ一章）、神と人とに見捨てられ十字架にかけられたこと、死にいたるまで、自己を無にして慈悲をもって人を愛し、人との絆に仕えられたこと（ケノーシス）、悪をもたらすこの世の霊と戦われたこと（Ｉコリント2・12、Ｉヨハネ4・1）、神の慈悲をもって、苦しむ人々と時空間を共有されたことと深いかかわりをもつ。これがイエスの下への超越、つまり「下行志向」、「神の人間化」の目的である。

イエスは、陰府において、孤独と見捨てられ体験に苦しむ死者と共感、共苦、連帯、共存、共生するだけでなく、その「場」で働く悪や罪と戦われ、陰府の場で得られた戦利品（イザヤ９・１―２）としての魂すなわち恵みの賜物（エフェソ４・７―10）を携えて、高く天にまで飛翔された。この「上昇志向」により「人間の神化」が完成したとき、イエスの陰府下りの目的は達成される。

このような一連の〝物語〟は、死にゆく者、すでに死んだ者および遺族に、慰めを与えるだろう。冒頭の「わたしは死んだらどうなるの」、「あの人は死んでどうなったの」といった質問に、このような〝物語〟は光を与え、深い喜びと楽しみを与える（イザヤ９・１―２）に違いない。

六　むすび

緩和ケアをどのように進めるかというテーマで、論を進めてきた。死に直面している人の霊魂を癒やし救うためには、どうすればよいか考えた。死は、その人のこれまで依存執着してきた心の拠りどころを根底からつき崩す。多くの人々の心の支えは、健康であったり、家族であったり、仕事であったり、親しき友であったりする。その支えがもし、死や病によってすべて失われることになったら！　本稿では、その他に何か支えになるものがあるかと考え宗教を取り上げた。しかし宗教といってもあまりにも幅広く漠然としているので、焦点を絞り、ユダヤ・キリスト教の身体観、霊魂観を中心として、その死生観、死後観が死の受容にとって、どのような効果があるかということを考えた。

医者が、患者を手術したり、病気を診断する場合、まず必要なのは人体の構造をしっかりと理解することである。

つまり、どこにどんな神経や血管が走っているか、筋肉や骨との関係はどうなっているかということを正確に知らなければならない。それと同じように死の不安や恐怖に怯える患者や遺族の霊魂を癒やし、救うためには、ユダヤ・キリスト教の死後観に関する構造、とくに、その身体観や霊魂観について把握しなければならない。そのことが、当事者にとっても、家族や援助者にとっても、「死の受容」を促すために、回り道のようでも、最も近道であると考え、本稿を執筆した。

注

（1）パスカル『パンセ』前田陽一、由木康訳、中央公論新社、一九七三年、一五〇頁。
（2）厚生労働省「平成二二年人口動態統計月報年計（概数）の概況」<http://www.mhlw.go.jp/toukei/saikin/hw/jinkou/geppo/nengai10/kekka03.html>（2013/2/10）
（3）「高齢者の終末期の医療およびケア」に関する日本老年医学会の「立場表明」２０１２（二〇一二年一月二八日理事会承認）<http://www.jpn-geriat-soc.or.jp/proposal/pdf/jgs-tachiba2012.pdf>（2013/2/10）
（4）Nikkei Medical, 2011. 12. 五九頁。
（5）Nikkei Medical, 2012. 12. 三三頁。
（6）千葉敦子『「死への準備」日記』朝日新聞社、一九八七年、六二頁。
（7）大貫隆「生と死――イエスの神の国」、宮本久雄、武田なほみ編著『死と再生』日本キリスト教団出版局、二〇一〇年、一一頁。
（8）H・W・ヴォルク『旧約聖書の人間論』大串元亮訳、日本基督教団出版局、一九八三年、六四頁。
（9）松永希久夫『聖書の語りかけるもの――イエスの生と死（上）』日本放送出版協会、NHKこころの時代、二〇〇〇年、一二二頁。
(10)『岩波キリスト教辞典』岩波書店、一二一三頁。
(11)Iヨハネ4・13および4・16、17。『旧約新約聖書語句大辞典』教文館、「いのち」の項、一三八頁、傍点筆者。
(12)青野太潮「体の復活」の項、『岩波キリスト教辞典』、二二七頁。
(13)平山正実「精神科医療におけるチームワーク」『とことんつきあう関係力をもとに』聖学院大学出版会、七五―七六頁。
(14)高萬松「金明容「モルトマン(J. Moltmann)の終末論」の翻訳」『聖学院大学総合研究所紀要』第五二号、二〇一二年、二六九頁。
(15)安酸敏眞「中間時の思想」、古屋安雄、倉松功、近藤勝彦、阿久戸光晴編『歴史と神学』(上巻)、聖学院大学出版会、二〇〇五年、六九頁。
(16)高橋義文「ラインホールド・ニーバーのアイロニー概念における超越的神秘的視点」『歴史と神学』(上巻)聖学院大学出版会、二〇〇五年、三九頁。
(17)安酸前掲論文「中間時の思想」、七三―七六頁。
(18)『新エッセンシャル聖書辞典』いのちのことば社、二〇〇六年、一二〇〇頁。
(19)久松英二『ギリシャ正教東方の智』講談社、二〇一二年、一五七頁、および、A・ファン・リューラー『キリスト者は何を信じているか』近藤勝彦、相賀昇訳、陰府に下りの項、教文館、二〇〇〇年、一九二頁以下参照。
(20)マンフレート・ルルカー『聖書象徴事典』池田紘一訳、人文書院、一九八八年、一七六―一七七頁。
(21)高萬松「金明容「モルトマンの終末論」の翻訳」『聖学院大学総合研究所紀要』第五二号、二〇一二年、二六九頁。

交流分析を末期医療の現場でどのように用いるか

白井　幸子

一　はじめに

今日、皆さんとともに交流分析が臨床の現場でどのように役立つかを学ぶ機会を与えられましたこと、大変光栄に思っております。ありがとうございます。

私は、大学は日本の大学で専攻は英米文学でしたが、あまりそのほうの勉強はせずに洋画ばかり見ていました。ミッションスクールに行ったものですからキリスト教に触れる機会がありましたが、それまでは無神論者でした。父は明治生まれで大変意志の強い人でした。人間にとってもっとも大事なことはどんな困難にも耐えて弱音を吐かず、ベストを尽くして生きるべきだ、という人生観をもっていました。父はそのとおりに生きた人で、父が寝込んだのをみたことがないのですが、はじめて寝込んで、そしてそれで逝きました。がんでした。昭和天皇の亡くなった前の年ですからもう二十一年前です。私はあまり記憶力のいいほうではありませんが、そのときのことがまるで昨日のことのように思い出されて、心に焼きついております。身内の大事な人を失うことが、人生観にいろいろな面で深い影響を与えるということを経験いたしました。

その後米国に留学し、エール大学神学部に行って牧師になる訓練を受けましたが、卒業する最後の年に臨床牧会教育という病院でのトレーニングを受けなければなりませんでした。神学部最後ですから、人生の危機に直面し涙にくれている人がいたら慰めになるような語りかけをしなければいけないのですが、一緒に途方にくれて泣いているというような始末で、何のお役にも立てませんでした。そのときに、どんなに努力してもかなわないことがあるのだ、という挫折体験をしました。長い人生を生きていく過程で、挫折などは当たり前のことで、問題はそれにどう対応するかなのだ、ということを理解するのは、臨床心理を学んだずっと後のことでした。

そのようなわけで、あっちこっちと横道にそれたり戻ったり、またそれたり戻ったり、しかしいつも神様にとらえられていました。放蕩息子ならぬ放蕩娘で、飛び出ては神様のほうから手を伸ばしていただいて、立ち返りなさいというところでいつも立ち返らせていただいたということになります。それが大変支えになったことは言うまでもありません。

もう一つ支えになったのは、今日これからお話ししたいと思う「交流分析」です。個人の生き方の上でも、職業生活を続行していく上でも、大変助けになったと思っております。

これからお話しする概略ですが、私たちは死が避けられないとき、死に直面したとき、一体それをどのように受け止めていくだろうかということを、最初にお話しさせていただきます。次に交流分析についてその概要に触れて、死生学の助けになるところを拾い上げていきたいと思います。

それから「交流分析に基づく人格適応論」にも触れたいと思います。「人格適応論」は、幼児期の親の養育スタイルによって、私たちはその後の人生をどのように生きるか、その適応スタイルが影響を受ける、という理論です。親の典型的な養育スタイルは六つあり、対応も六つあります。交流分析と人格適応論は、末期がんの現場でどのように役立つかというお話をしたいと思っております。

二　人は死をどのように受け止めるか

(1) E・キューブラー - ロスの見解

死が避けられない状況に直面したときに、私たちはそれをどのように受け止めていくでしょうか。私が出会った考え方は三つありました。一つは、エリザベス・キューブラー - ロス（Elisabeth Kübler-Ross）の、死にゆく患者さんは「五つの心理的過程を経ていく」というものですが、あまりにも有名です。スイス生まれの精神科医ですが、医学部のときにアメリカから留学していたご主人と出会い、シカゴ大学に移って精神科病棟に勤務するようになりました。キューブラー - ロスがそこで気づいたことは、死にゆく患者さんはナースステーションから一番遠い部屋に入れられていて、そこを訪れる人がほとんどいないということでした。一体患者たちはあの部屋の中で何を考え、どのように自分の死を受け止めているのだろうかということに興味を持ち、インタビューさせてくださいと主治医の先生に申し出たそうです。しかし、自分の患者と死について語るなんてとんでもないということで許可されませんでしたが、チャプレンの働きによって患者にインタビューすることができるようになりました。

それから死に直面した二〇〇名以上の患者にインタビューし、それをまとめて *On Death and Dying* という本になったのが一九六九年です。これは翻訳されて、『死ぬ瞬間』(1) というタイトルで読売新聞社から出ております。キュ

ーブラー - ロスはその著書の中で死にゆく患者さんは「五つの心理的な過程を経ていく」と書いています。

私は米国留学中にキューブラー - ロスの講演を聞いたことがあります。小柄でやせた先生という印象を持ったのですが、エール大学の医学部の教授たちを前にして一歩も引かずにディスカッションしていた先生のパワーに圧倒される思いがいたしました。

キューブラー - ロスは死に直面した患者は、否認→怒り→取り引き→悲しみ→受容の五つの心理的過程を経て死を受け止めていく、と述べています。(2)

私の挫折体験は、「患者の怒り」に関係したものです。当時私は、エール大学神学部で「死にゆく患者に関するセミナー」というコースを受講していました。エール大学附属病院に入院している患者を訪問し、どのような気持ちで闘病生活をしているかをお聞きし、死に直面している患者の心理を学ぶものでした。

私に与えられた患者はウォーカー（仮名）さんという四八歳の女性でした。先天性の腎臓疾患のため、私がお会いする半年前、フットボール大にはれ上がった二つの腎臓を摘出し、人工透析を受けていました。初回はよく話してくださいました。「週二回透析を受けにこのセンターに来るが、太い針金のような針を刺して血液交換するのは苦痛で苦痛でたまらない。一日も早く腎移植が受けられるよう願っている」という内容でした。しかし、四回目くらいになったら、「今日はちょっとぐあいが悪いから、あまり話したくない」とかおっしゃるので、「それではまた後で出直します」と言って後で行くと、「何も話すことがない」とおっしゃって、それからもう話すチャンスが与えられませんでした。

困ったなと思っていると、講師だった当時の医学部のチャプレンから電話がありました。「ウォーカーさんがもうあなたとの面会は終わりにしたいと言っています。どうしてこのようなことになってしまったのか。あなたの将来の勉強のために、もう一度だけ行って理由を聞いてきたらどうですか」と言われました。

本当にこれがはじめての挫折体験でした。神学部はニューヘイブンの町の丘の上にあって、医学部は丘の下の町の中にありました。中間地点に法学部があるのですが、歩いて三〇~四〇分かかる坂道をこの上なくみじめな気持ちで、すっかり自信を失い、心が空になった状態で歩いて病院に向かったのを覚えています。

透析室のウォーカーさんにたずねました。「私との面会をもう終わりにしたいとおっしゃっていますが、こんな結果になって残念です。どうしてこんな結果になったのか、理由をお聞かせ願えますでしょうか」と言ったら、「だってあなたは質問してくださらなかったじゃない」と言われるのです。私はびっくりして、「質問しなかったとおっしゃられても、何か機会を与えられなかった気がいたします」と私も本当のことを言いました。それで二人とも気まずくなって、私は無言のままうつむいていました。

それで、ふと、これは神様に助けていただいたと思うのですが、「もしかしたらウォーカーさん、今日は何も話すことがないとか、また後で来てとおっしゃられたときも、すぐ帰らずに少しとどまっていたらよかったんでしょうか」と聞きますと、「そうよ。私はあなたが来ても腹が立ったけれども、そそくさと帰ってしまうともっと腹が立ったのよ」と。「私はね、今はこんなふうに話しているけれども、明日はどういう気持ちになるかわからない。こういう不安定な気持ちであなたにお会いしてもご迷惑がかかると思ってお断りしたのです」と言われました。

それを聞くと私は泣きたい気持ちになって、「ああ、そんなことがわかっていたら私はとどまったのに」と言いました。そしてまた気まずくなって、「それでは、もしかして今日話すことがないとか言われたときも、すぐ帰らずに少しとどまっていたらこの面会を続行していただけますか」とお聞きすると、「します」と言われ、訪問は続行になりました。

そのときに患者さんのいわく言いがたい複雑な気持ちがよくわかりました。自分の無力さを痛感し、さらなる研修の必要性を感じ、ヴァージニア州立大学病院に行き、チャップレン（病院付牧師）のトレーニングを受けました。

患者さんは日に日に体が弱ってくるというふうになると、やがて深い悲しみ、抑うつ状態に陥ってきます。このときもまたコミュニケーションをとりにくいのです。患者さんの周りに壁があって、そこに入っていけないような気がします。

二十代後半の主婦の方ががんになって、それが皮膚のほうにもぽくぽくと出てきていました。彼女の病室を訪問すると、「先生、今日いいことがありました」と言うのです。それまでは、「これ何かしら」「これ何かしら」と言ったりしていましたが、「M先生が、長く入院していると体力が弱って脂肪の固まりみたいのができるから、気になるなら取ってあげるよと言ってくれたんです」ということでした。

ご主人が「病名は絶対言わないでください」と言ったものですから本人にがんの告知をしていなかったのですが、お母さんがある日お見舞いに見えて、「今日テレビでいい番組をやってて、この薬を飲むと、たとえがんでも治るんだって」とぽろっと言ってしまったのです。彼女は怒って、「お母さん、もう来ないでいい」と言い、お母さんは来られなくなってしまいました。

彼女はそんなふうにして「これは何だ」と言っていたのが、あるときからぴたっと言わなくなってしまいました。そして、周囲の人ともあまり口をきかなくなりました。私はとうとうたまりかねて、「Aさん、今、何を考えていらっしゃるんですか」とお聞きすると、「ただよくなって家に帰ることを」と言われました。

悲しみを突き抜けると、やがて受容だと、キューブラー－ロスは言いました。これが有名なキューブラー－ロスの死にゆく患者さんがたどるの五つの心理的な過程で、皆さんもよくご存じかと思います。

(2) E・シュナイドマンの見解

キューブラー‐ロスの見解（一九六九）に対して真っ向から異議をとなえたのは、E・シュナイドマン（Edwin S. Shneidman）です。ロサンゼルスの自殺予防センターを建立し、カリフォルニア大学ロサンゼルス校の臨床死生学の名誉教授でした。一九七五年に主人と一緒に博士をカリフォルニア大学に訪れたことがありますが、大変親切に患者さんの心理のことを話してくださいました。

シュナイドマンはそのときに、*Deaths of man* という著書を下さったので、それを主人の白井徳満と共訳で『死にゆく時――そして残されるもの』として誠信書房から一九八〇年に出版させていただきました。その後 *Voices of death* をいただき、それも『死の声――遺書・刑死者の手記・末期癌患者との対話より』（誠信書房、一九八三年）として出版されております。この二冊の本の中で、明確にキューブラー‐ロスの五つの心理的な過程を否定しています。E・シュナイドマンの見解は以下のようなものでした。

> 「私の臨床体験はキューブラー＝ロスのそれとは異なっていた。人間はそのような五つの心理的な過程を経て死なないと思う。そもそも五つの心理的な過程があるとも思わない。もうさまざまな感情が、蜂の巣に出たり入ったりするミツバチのように出たり入ったりする。五つの心理的な過程ではなくて、その人の性格、すなわち防衛機制が問題となる。人は生きた様に死ぬ[3]」。

その人がどのように死を受け止めていくかというのは想像できないことではなくて、想像できるのだ、とシュナイドマンは述べています。まだ元気なころ、死にも匹敵するような人生の困難事をどう乗り切ったか、その乗り切った仕方で死をも乗り切る。雄々しく乗り切った人は雄々しく、と言いました。(4) アルコールなどへの依存や自死ということもみられます。

シュナイドマンはフロイディアン（フロイト派）ですが、さらに次のような見解を述べています。「人間は自分の死を受容などして死なない。どの患者さんも受容と否認の間を行きつ戻りつして、そして最後まで希望を失うことはなかったというのは共通している」と。私自身も父の死を通してそのことを経験いたしました。

これは本当にそのとおりだと思います。父は尿管がんの全身転移で亡くなりましたが、最初の手術のときに三十代後半の若い先生にこう言いました。「自分はがん保険に入っていますから、結果がわかったら知らせてください」と。

私たち家族は、そのとき七六歳だった父から、扁平上皮がんであまり予後がよくないということを聞くことになりました。半年は何とか持ちこたえましたが、やがて半年後に再発しました。できるだけ家でみてあげたいと思ったのですが、痛みがあるとき自宅でみるのはとても困難でした。主人が病院から点滴を持ってきて、天井につるしてというようなことをしていましたが、二週間ぐらいたつと主人のほうが病人みたいに疲れてきました。それで、もうそんなことをしていたらとても家でみられないということで、主治医の先生は父を病院に即入院させました。

二度目の入院のときに、「何という病名で入院するか」と父が私に聞きました。それで私はどぎまぎして、「病名のことはカルテに書いてあるからお父さん心配しないでください」と答えました。冷静に考えたら全然意味をなさない返答ですが。すると父はこう言いました。「これはがんだ。誰が何と言おうとがんだ。がんならがんでいい」

と。それで入院しました。

けれども入院するときに主治医のM先生は次のように説明してくださいました。

「がんの痛みには三種類ぐらいあります。軟部組織、筋肉にできたがんだったら非麻薬系で十分コントロールできます。けれども骨にまで転移したら麻薬系を使わないとコントロールは難しいと思います。しかし、神経組織まで浸潤していたら麻薬系を最大限使っても痛みのコントロールは難しい。残念ですが、お父さんの場合は神経にまで浸潤しているので、麻薬系を最大限使ってもコントロールは難しいでしょう。その場合、とれる方法は三つあります。一つは永久睡眠法で、大量の眠剤を投与してほとんど寝ているという状況に置く方法です」。これには主人が反対しました。最期のときを死んだように生きていく、家族とコミュニケーションをとれないという過ごし方には僕は反対だと言いました。それでそれはやめました。「二つ目は神経ブロックといって、がんのできている組織にアルコールを注入する方法ですが、コントロールはできますが麻痺が残ります」。父が「もう痛くないからこの麻痺を取ってくれ」と言っても、「取れないのよ、お父さん」とはとても言えないような気がして、これには私が反対しました。「三つ目は麻薬系、その他をミックスしてコントロールする方法です」。最後に家族で決めたことは、モルヒネを最大限使っていただいて、それで呼吸停止が来たらそれまでの運命と諦めましょうというものでした。

それで最大限一日二八〇ミリぐらい塩酸モルヒネが入ったところで、「これ以上使ったことがないからこれからは手探りでいきます」と先生はおっしゃいました。昼と夜は逆転しましたし、妹が来ると看護師さんと間違えて「ご苦労さまでございます」と言ったり、傾眠傾向が出て、ほとんどの時間を寝ていました。

父は信州出身で、長男でしたが、専門的なものを身につけたいということで家を出ました。けれども故郷に対する思いは捨てがたく、そこに一〇〇坪ぐらいの土地を買って、私たちは掘っ立て小屋と呼んでいましたが、父は別荘と言っていました。(笑) そこの別荘にお休みを見つけては行くのが父の唯一の楽しみでしたので、「お父さん、もう一度頑張って八月には別荘に行きましょうよ」と言って、家族が交代で手足をさすったりしながら励ましておりました。

一九八八年(昭和六十三年)八月二十日に亡くなったのですが、六月下旬に大町の市役所から固定資産税の請求が来ました。母が、「お父さん、大町から固定資産税が来ていますがどうしますか」と言ったら、今まで眠っていたかと思っていた父が、うっすらと目を開けて、「僕が八月に行って払ってくるからいい」と言いました。私はその時はじめてシュナイドマンの言った言葉の意味が本当にわかったのです。「人間は死に向かって生きてはいない、最後まで生に向かって生きているのだ」とつくづく思いました。

「誰が何と言おうとこれはがんだ。がんならがんでいい」と死を覚悟していた父ですが、いつかまた信州の別荘に行って、植木を植えたり庭の手入れをしたい、それをするのを楽しみに闘っているんだと、そのとき思いました。

「先生、いつなんですか」と主治医に問うた、死期が間近い六十代の患者さんの奥様がいました。私が当時かかわっていたT国立病院に入院されていたのですが、手術をした大学病院の主治医から「余命三ヵ月」の宣告を受けていました。「三ヵ月なら」と奥様はその間不眠不休の看病をしました。しかし患者さんは三ヵ月をはるかに越えて頑張られましたが、奥さんは疲れ果ててしまいました。思いあまって、患者さんの枕元で主治医に発した質問が、「先生、いつなんですか。この人は業が深くてなかなか逝けないんですか」というものでした。患者さんは最後まで生に向かって生きているのですから、何ヵ月で死ぬだろうということを前提でお話しすべきではないだろうとその時思いました。ましてやベッドサイドでは。

シュナイドマンの見解、「患者さんは受容と否認の間を行きつ戻りつして最後まで希望を失うことがなかったというのは、どの患者さんにも共通していた」に私も同意したく思います。「先生、私はもう覚悟ができていますから何でもおっしゃってください」と言ったかと思うと、次の週には、「旅行に出ます」などと言って、またショックを与えると。

つまりその人がまだ元気なころのがんにも匹敵するような人生の困難事、たとえば愛する家族を失うとか、失業するとか、つらい状況をどう乗り切ったか、その乗り切った仕方で死をも乗り切る。元気なころの防衛機制、生き方は、そのまま死に臨んでも踏襲されていくと。「人間は、自分の死を受容などして死なない。そうではなくて、いろいろな心理的な問題を未解決のままに、あまりにも早く死にすぎるか、あまりにも遅く死にすぎるか、どちらかだと。それが人生の冷徹なる事実だ」と、シュナイドマンは言います。

私は、また四、五年前にカリフォルニアのご自宅にシュナイドマン先生を訪ねました。帰ってきてから二週間後に、先生のところにお礼の電話をして、「先生、調子はいかがでしょうか」と言ったら、「Not so good. あまりよくない」とおっしゃる。「家内が二週間前に亡くなった」と言うのです。「五十年一緒に生きてきたんですよ。二十分前までは家内と話していたのに、突然もういないんですよ。今度はもうだめだ。今度はもう乗り切れない」と先生はおっしゃいました。「そんなことを言わずにどうぞ頑張ってください」と言って電話を切りました。でもそれから、さすがシュナイドマン先生ですね。弁護士で内科医のアーサー先生がうつ病で自死したのですが、その心理的解剖をした、*Autopsy of a Suicidal Mind*, 2004『アーサーはなぜ自殺したのか』(5)を出版なさったのです。

そして二〇〇九年、九二歳で亡くなられました。実に見事な生き方をし、見事な死に方をされたと思っています。

(3) 交流分析の視点

三つ目の視点は交流分析の視点です。交流分析はフロイトの精神分析の口語版と言われていますが、エリック・バーン(Eric Berne)というアメリカの精神科医が開発したものです。後でお話しする六つの基本理論に基づいて成り立っています。フロイトの精神分析は抽象的で難解だという印象を受けますが、交流分析は日常語を用いて、人間の心と行動を説明しています。

たとえばフロイトの有名な精神分析の概念に「反復強迫」という概念があります。目に見えない糸に操られるようにして、止めようもなく繰り返し繰り返ししてしまうような行動パターンを反復強迫といいます。Repetitious Obsessive Compulsive Neurosisといわれていますが、止まらない。

マリリン・モンローの二度目の夫のアーサー・ミラーという脚本家がいます。マリリン・モンローが多分三六歳ぐらいだったでしょうか、たくさん睡眠薬を飲んで亡くなった後に、私の記憶が正しければ『マリリン・モンローという女性』という本を書きました。その一節でこう言っています。「マリリン・モンローという女性の生き方を見ていると、まるで死に向かって生きているとしか言いようのない生き方をしていて、それをどうしてもとめることができなかった」(6)。

マリリン・モンローの母親は一八歳のときにマリリン・モンローを出産すると、統合失調症を発病しました。マリリンは八年間に多分一三カ所ぐらい、施設や親戚のおじいさん、おばさん、お母さんの友人の間をたらい回しにされて育つわけです。そのたびに小さなマリリンが心に思ったことは、「私は生きていてはいけないんだ、大人の人たちの邪魔になっているんだ」、という思いでした。やがて自分も母親と同じような病気になるのではないかという不安と、生きていてはいけないのだという思いの二つが絶えず心の中にあって、眠剤を飲まないと眠れない、お酒の量もだんだん増えていった。アーサー・ミラーは、それをどうしても止めることができなかったと言っています。

交流分析の創始者エリック・バーンは、「反復強迫」などという難解な用語を用いるかわりに、こんな言い方をしました。「人間の一生は一編のドラマのようなものだ。大体一二歳ぐらいの子供時代に家庭生活の中での親との人間関係の中で、ああ、こうすればお父さんに叱られる、こうすればお母さんが嫌な顔をする、それでは自分はこれからこんなふうに生きていこうと、もっとも自分が傷つかないですむ方法を、無意識のうちに見いだし、それに基づいてその後の人生を生きていく。それが「幼児決断」であり、その人の「人生の脚本のテーマ」となると。

このように人間の一生は一編のドラマのようなもので、幼児期に両親や周りの大人から脚本のテーマを与えられ、その脚本のテーマに沿ってその後の人生を生きていく。そして、人生の重大な岐路に立たされると、たとえば愛する家族を失うとか、両親が離婚するとか、希望どおりの大学に入れなかったとか、就職に失敗してしまったとか、そのようなつらい状況に直面すると、その脚本のテーマに沿って決断する。そしてまた、その決断が脚本のテーマを強化していく。こんな具体的なわかりやすい日常語を使って人間の心理的な深い心のひだを表現したのは、画期的なことです。

そのようなわけで、三つの視点が今のところ私の心にとまっています。

ところでキューブラー‐ロスが二〇〇四年に亡くなって一〇年近くになりますが、彼女は、「神はヒトラーだ」と言って亡くなりました。怒りの中に息を引き取ったと思います。自分の死を受容してというわけにはいかなかったのではないかという印象を受けました。

一九九六年ごろ、ドイツの『シュピーゲル』という週刊誌を発行している雑誌社の記者が、アリゾナ州フェニックスのキューブラー - ロスのお宅を訪問してインタビューをしました。その内容があまりにも衝撃的だったので、『文藝春秋』の企画で河合隼雄先生と柳田邦男先生の対談が行われました。そのときキューブラー - ロスは八年間に三度大きな脳内出血を起こして、一日二十四時間、人の世話にならないと生きていけない状況に追い込まれていました。それで『シュピーゲル』の記者が聞いたのです。「先生は今まで死に行く患者さんの心理をご研究なさってきて、今ご自身がこういう状況に置かれ、今までのご研究がどのようにお役に立ったでしょうか」と。聞くほうも聞くほうですね。そうしたら「何の役にも立たなかった」と。「精神分析を学んで、自分の不安定な心理状態を安定させるのには役立った。しかし世界中から来るファンレターを読むと吐き気がする」と言ったのです。「私は一日二十四時間、人の世話にならないと生きていけないような自分をどうしても好きになれないんです。私はそういう自分を好きになれたときに死ぬことができるだろうと思います」と。

彼女は *The wheel of life*（上野圭一訳『人生は廻る輪のように』角川書店、一九九八年）という自叙伝を書いていますが、そこに彼女の幼児期のことが書いてあります。「三人姉妹の真ん中に九百グラムで生まれ、お姉さんや妹たちの間でアイデンティティを確立するのに、十倍の努力をしなければならなかった。父親は彼女のことを『九百グラムのちびっ子』と呼んでいた」と。九〇〇グラムで生まれた子どもは、二五〇〇グラムぐらいで満を持して生まれた子どもの間では、しばらくはハンディキャップを負うのかもしれませんね。だから「私は人の十倍の努力をしているときに自分自身の存在価値、人生の意味を見出すことができる」と言ったのです。「このように一日二十四時間も人の世話にならなければ生きていけないような自分を私は受け入れることができないのだ」と。

ですからキューブラー - ロスの人生をみると、人の十倍の苦労をしなければならないような仕事ばかり選んでいますよね。シカゴ大学に行って、誰も行かない死に直面した患者さんのインタビューをしたり、その後は死刑囚のカウンセリングをしたり、最後はエイズに感染した子どもたちの施設をつくったり、普通の人からみれば、何でよりによってそんな苦労をするのかと言いたくなります。でもキューブラー - ロスの脚本のテーマは、「私は人の十倍の努力をしないと生きる価値がない」というものでした。「人の十倍の努力をしない私を人々は愛さないだろう」という、無意識のおそれがその下にあるかもしれません。

そのような理由で、交流分析の視点の、「人は幼児期に親から無意識に取り入れた脚本のテーマに沿って生き、人生の困難に直面するとその脚本のテーマに沿って決断し、その決断がまた脚本のテーマを強化していく」という考え方は、あながち間違ってはいないだろうという感じがしております。

三　交流分析

ではここから交流分析に入りましょう。(7) Transactional Analysis です。これが人間の心や人間関係を理解するのになぜ役立つかというと、理由があります。私たちは人間関係がうまくいかないときに、相手が悪いから私はこんなに悩むのだと思います。あの人が悪いからとか、主人があああいう人だから私の家庭生活がこんなにみじめだとか、長男のできが悪いから私はこんなに悩むと。相手が自分の思うとおりになってくれたら私は悩まないだろうというのが直線的思考と呼ばれる考え方です。これは家族療法の用語です。相手さえ変わってくれればいいと考えます。

もう一つの考え方は、人間関係の問題はすべからく私と相手との相互関係からくるという考え方です。いろいろ仕事をしてきて、いろいろな人間関係があって、気の合う人と、どうしてもあの人とはうまが合わないとか、ちょっと好きになれないとか、できるならば会わないですめばそのほうがいいとか、何だかよくわからないけれどもいらいらするという人はいませんか。「いいえ、私にはそんな人はいません、すべての人を皆等しく愛することができます」という方がいたら大変幸福な方ですね。（笑）

フロイトは、私たちが相手を好きになれないとき、いらいらするときには、理由があると言ったのです。その人を見ると子どものころ好きになれなかったお父さん、お母さんの嫌なところを無意識に思い出すからだと言ったのです。

先ほど父の話を少しいたしました。父は非常に頑固で意志が強い人でした。そんな父と思春期にはバトルをしました。でも私は、どういうわけか父に一番似ていたせいか、父を一番深く理解し、母よりも一番深く愛したのではないかと思います。父は私の腕の中で息を引き取りました。

このように、どのようなバックグラウンドを自分が持って相手の前に立っているかによって、人間関係はスムーズにも、困難にもなりえます。ですから問題は、相手の問題ではなくて、私と相手の関係性の問題であるということになります。だったらどういう自分をひっさげて相手の前に立っていくか、自分自身を知ることがすごく大事なことになると思ったわけです。自分を知るのに非常に役立ったのが交流分析でした。

(1) 創始者エリック・バーンについて

エリック・バーンの両親はヨーロッパに住んでいて、ユダヤ系の人です。お父さんは内科医、お母さんは学校の先生をしていましたが、カナダのモントリオールに移住しました。ユダヤ人だということがわかってお母さんは学校の先生を首になって、新聞社の記者をしていました。エリック・バーンは文才をお母さんのほうから受け継いだのではないかといわれています。

お父さんは当時はやったスペイン風邪にかかって、それがもとでわずか三八歳の若さで亡くなります。当時八歳だったとも一一歳だったともいわれていますが、亡くなる前の日にお父さんはエリックと小さな妹とお母さんを枕元に呼んで、こう言ったそうです。「これからは小さな妹の面倒を見、お母さんを助け、しっかり生きていってもらいたい」と。これがおそらくエリック・バーンの人生の脚本のテーマになったのではないでしょうか。

お父さんのスペイン風邪は一度は何とか治りましたが、その後きわめて体調が悪く、結核を併発したりしました。それでも悪い体調の中、ユダヤ人の貧民街に行って、無料で貧しい人々を治療したといわれています。そういうお父さんをエリックは大変尊敬していました。

二〇一〇年がエリック・バーンの生誕百周年でしたが、二〇〇九年サンフランシスコで国際交流分析学会があったときに、家族を招いて親しく出会うセッションがありました。奥さんの連れ子であるお子さんが大きくなっていて、エリック・バーンは義理の父であるわけですが、「父を語る」という話をしてくださいました。

義理の娘さんが語っていました。「父はよく言っていました。母から心理的なゲームをたくさん学んだ」と。心理的なゲームというのは、言葉の背後にわなやからくりのある駆け引きのシリーズで、自分が欲しいものが得られないときに無意識のうちに相手に心理的なゲームをしかけて、マイナスのストローク（Stroke）を引き出し、ストローク不足を突破していくと。マイナスのストロークを引き出すぐらいだったら、心理的なゲームなんかやらなければいいのにと言うのですが、（笑）その理由は子どものころ元気に楽しく過ごしていたときは親はストロークをくれなかったのですが、いたずらをしたり問題行動を起こすと必ず、「あなたはどうしてこういういたずらをしたの」と言って叱られる。必ずマイナスのストロークが返ってくるからです。

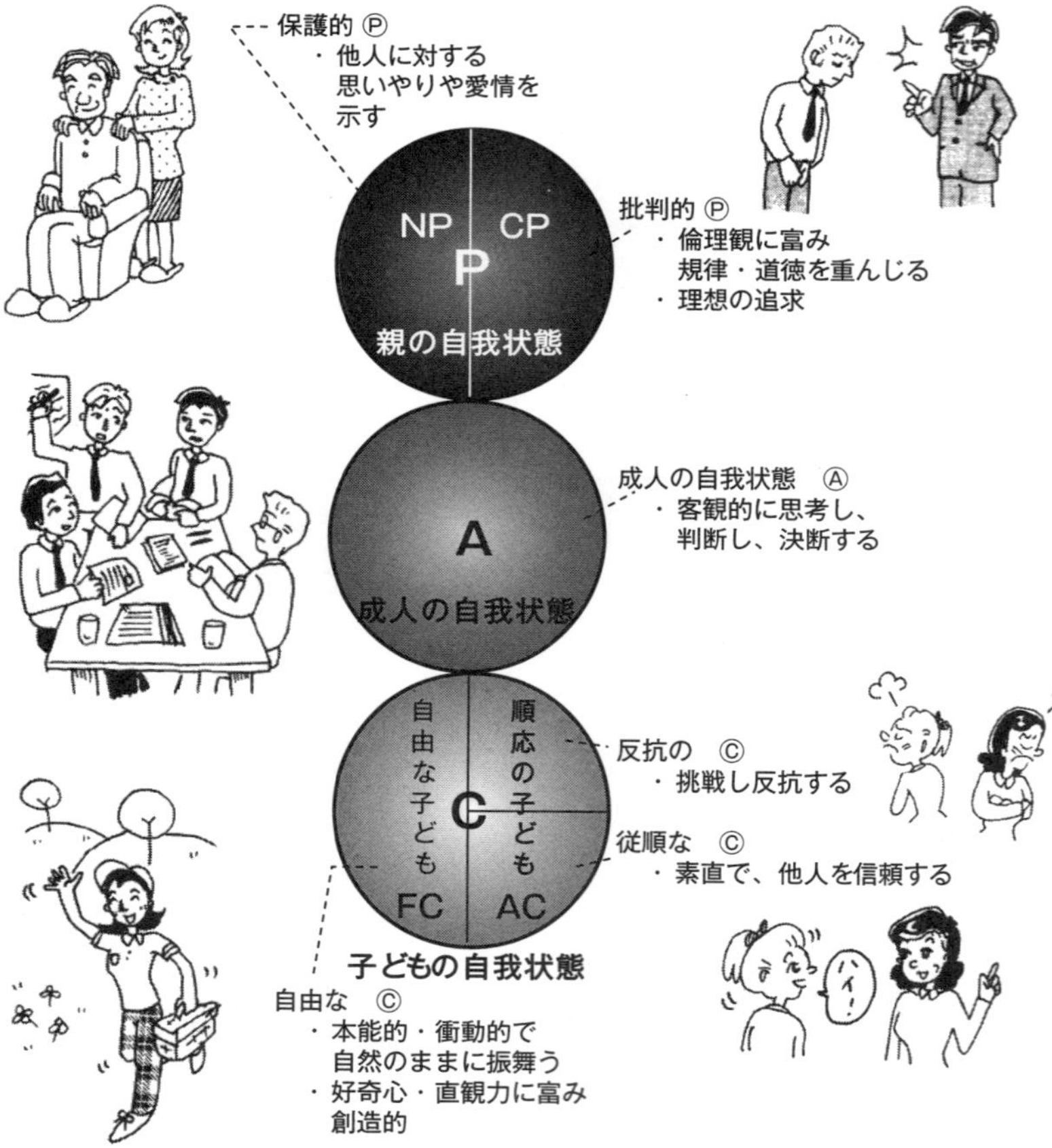

(白井幸子『臨床にいかす心理療法』, 医学書院, 2004, p.25より)

図1　人間のこころの成り立ちとその機能

そのような理由で、寂しいなと思ったり、理解されないなと思ったりすると、私たちは、必ず心理的なゲームをして他の人からマイナスのストロークを引き出します。それは無視されるよりもましだからです。

(2) 自我状態の分析

交流分析の基本理論は六つあります。①自我状態の分析、②やりとりの分析、③ストロークへの欲求、④ディスカウント、⑤心理的なゲームの分析、⑥人生における基本的な構えと人生脚本の分析です。とくにターミナルケアにおいて助けになると思われるのは、「自我状態の分析」、「ストロークへの欲求とディスカウント」、「人生脚本の分析」です。これらに焦点を当てていきたいと思います。

まず自我状態の分析(図1)ですが、人間の心は大きく分けて三つの部分から成り立っており、五つの機能を有しています。一番上がお父さん、お母さんの影響を受けて成り立っている心の部分です。真ん中は、今ここでの考え、行動などを冷静かつ客観的なデータに基づいて判断し行動できる部分です。一番下は子どもの自我状態と呼ばれ、子どものころの衝動的・本能的な部分が大人になった今もそのまま出る部分です。

自我状態の機能は二つに分かれます。「批判的な親(CP)」と呼ばれる部分と「保護的な親(NP)」と呼ばれる部分です。「成人(A)」の機能は一つです。「子ども」の自我状態の機能は、「自由な子ども(FC)」と「順応の子ども(AC)」の二つに分かれます。「自由な子ども」はその人らしさそのものの部分です。あっけらかんとして、自由で伸び伸びして屈託のない部分です。私たちが「自由な子ども」の機能をコントロールしないままいければ、心身症とか神経症にはならないですむかもしれません。しかし、現実にはそうはいきません。不適切な振る舞いをしていると、親から注意されます。

そしてお父さん、お母さんに受け入れてもらえるためにはどのように行動したらいいのかということを考えて、両親に受け入れてもらえるように行動を合わせていきます。この合わせていく部分を「順応の子ども」と呼んでいます。

(3) エゴグラムについて

交流分析では人の性格・行動パターンを「各自我状態に注がれる心のエネルギーの量」(8)という形で表現します。それを客観的に知る方法がエゴグラム(図2)です。どのぐらいのエネルギーを各自我状態に注いでいるかによって、その人の性格傾向、行動パターンが違ってきます。

一九八〇年代後半に、ある国立病院に末期医療研究班が立ち上がって、そこにかかわらせていただいたことがあります。患者とスタッフの関係がうまくいかなくなったときに呼ばれて行って話を聞くのが私の仕事でした。

【Aさんの事例】

Aさんは、一流会社の営業部長をしていた、当時五八歳の肺がん末期の方でした。その方はベッドに上がるときに台があるのですが、そこを三度回ってからでないと上らないのです。奥さんが面会に来たときに三度ドアをたたいて「はい、どうぞ」と言われてから入ってこないで、二度のノックぐらいで入ってくると、「すまないがもう一度やり直してくれ」ということになってしまう。(笑)お手拭きなども看護師が持ってくると、「すみません。そのお手拭きはどの水道で洗ってきたんでしょうか」「どの水道って、あそこの水道です」、「あそこの何番目の水道でしょうか」「一番こっちよ」なんて言うと、「すみません。三番目の水道で洗い直してください」と言うのです。

（笑）そこら辺まではまだよかったのですが、点滴が血管に入らなくなりました。それでやっと四度目に看護師さんが入れると、「すみません。四は縁起が悪いのでもう一度やり直してください」とおっしゃった。（笑）もう私たちではだめだからＡさんの点滴は主治医の先生にやっていただきましょうということになって、主治医の先生が担当になりました。

そうすると今度は奥さんとの関係が厳しくなってきて、私の主人だけ差別されていると奥さんが言い出しました。その段階で私が呼ばれました。

私はＡさんがどのような脚本のテーマに沿って生きているのか知りたいと思い、Ａさんに聞きました。「Ａさん、Ａさんは子どものころはどんなふうにして過ごしたんでしょうか」と。「私が子どものころはよく外で遊びました。ある日、校庭で真っ暗になるまで遊んで家に帰ってくると、母が、『おや、おまえ、一番上のボタンがないね、もう一度遊んだところに行って探してきなさい』と言いました。それで、真っ暗い中を半泣きになって、遊んでいた校庭でこの一つのボタンを捜して歩き回った」そうです。真っ暗い中でそんなボタンを捜せるわけがないですが。それで泣きながら帰ったら、「二度とボタンをなくしたら承知しないから」とまた厳しく叱られたそうです。それが彼の強迫神経症の発生源ではないかと思いました。

エゴグラムというのは、どのくらいの量のエネルギーを各自我状態に注いでいるかを目に見える形で示すものですが、彼のエゴグラムをとると多分「批判的Ⓟ」が非常に高くなっているのではないかと思います。物事はかくあるべしというところに固執すると強迫神経症的傾向が出てくるのではないかと思います。

各自我状態にどのくらいエネルギーを使っているか、それによってその人の行動パターンが違ってくるわけです。先ほど申し上げましたように、あまりにも厳しく育てられると強迫的傾向が出てきます。「成人Ⓐ」が「Ⓟ」に汚

31	相手に喜んでもらえるよう努力する	■	■	■	■	□
32	言いたいことを遠慮なく言う	■	■	■	□	■
33	いろいろな情報（事情）を集めてよく考える	■	■	□	■	■
34	わがままである	■	■	■	□	■
35	「すみません」「ごめんなさい」を言う	■	■	■	■	□
36	自分の感情をまじえないで判断する	■	■	□	■	■
37	好奇心が強い	■	■	■	□	■
38	まわりを気にしない	■	■	■	□	■
39	理想をもとめていく	□	■	■	■	■
40	実行する前にしっかり計画をたてる	■	■	□	■	■
41	会話では感情的にならない	■	■	□	■	■
42	こまっている人をみたらなぐさめてやる	■	□	■	■	■
43	奉仕活動では人のさきになって働く	■	□	■	■	■
44	意見をはっきり主張する	□	■	■	■	■
45	理屈よりも直観できめる	■	■	■	□	■
46	融通（ゆうずう）がきく	■	□	■	■	■
47	欲しいものはあくまでも欲しがる	■	■	■	□	■
48	相手の失敗をすなおに許してやる	■	□	■	■	■
49	誰とでもよく話す	■	■	□	■	■
50	たのまれたらイヤとは言えない	■	□	■	■	■

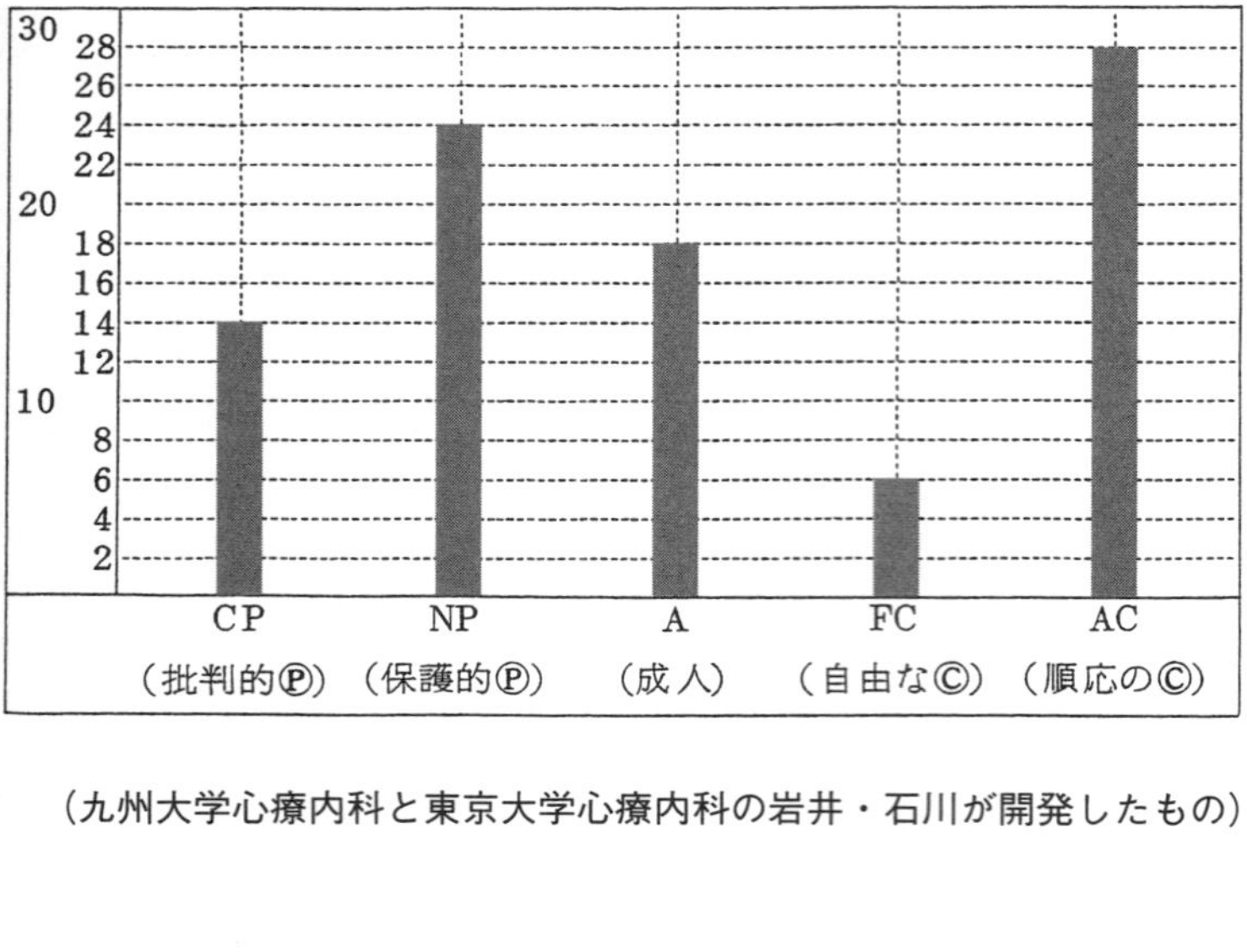

（九州大学心療内科と東京大学心療内科の岩井・石川が開発したもの）

エ ゴ グ ラ ム

年　月　日施行

No.

氏名　　　　年令　　男・女

答を右の中からえらんで数字(3. 2. 1. 0)
で、あいている欄へ記入してください。
あまり深く考えないで、気楽にやってください。

はい｛いつも (3
しばしば (2
ときどき (1
いいえ｛めったにない (0

1	動作がきびきびしていて能率的である
2	あけっぴろげで自由である
3	相手をみくだす
4	周囲の人にうまく合せていく
5	伝統を大切にする
6	相手の長所によく気がつき、ほめてやる
7	相手の話には共感する
8	現実をよくみて判断する
9	感情をすぐ顔にあらわす
10	物事に批判的である
11	遠慮深く、消極的である
12	思いやりの気持ちが強い
13	イヤな事は理屈をつけて後まわしにする
14	責任感を大切にする
15	まっすぐな姿勢で相手の顔を見ながら話す
16	不平不満がたくさんある
17	人の世話をよくする
18	相手の顔色をうかがう
19	「なぜ」「どのように」という言い方をする
20	道徳的である
21	物事の判断が正確である
22	「わあ」「へえ」などと驚きをあらわす
23	相手の失敗や欠点にきびしい
24	料理、洗たく、そうじなどを積極的にする
25	思っていることを口にだせないたちである
26	上手に言いわけをする
27	「……するべきだ」というような言い方をする
28	じっとおとなしくしているのが苦手である
29	規則をきびしく守る
30	わりあい人あつかいがうまい

図2　エゴグラム

染されていると「成人Ⓐ」から感情を締め出し、仕事を重視し結果を出すことを強調します。「自由な子ども」にたくさんエネルギーが行きすぎると、傍若無人でいつでもどこでも自分の思うとおりに生きたいという人になる。有名人の中にいますよね。

「順応の子ども」にエネルギーが行きすぎると、いつも人が自分をどう評価するかということにエネルギーを持っていかれます。こういうふうにすれば相手を傷つけるのではないかとか、ばかにされるのではないかとか、自分の価値は人の評価によって決まると思っているところがあります。

そんなわけで、どのくらいのエネルギーを各自我状態に注いでいるかによって、その人の性格・行動パターンは違ってきます。「健康な自我状態のあり方というのは、その状況にふさわしくどの自我状態でも自由に使えること」と定義されています。

エゴグラムをつけてみて極端に低いところがあると、そこは使えません。自分でエゴグラムをつけてみてください。とくにどこに注意して見ていただきたいかというと、「自由な子ども」と「順応の子ども」の関係です。「自由な子ども」が極端に低くて、我慢するところが極端に高いと、我慢の限度を超えて我慢している状況がみてとれます。そうすると、「自由な子ども」は思うわけですね。私は随分我慢している、これは我慢のしすぎだ。でも子どものころから随分我慢してきたから今さらどうしていいかわからない。じゃあ我慢している分、症状をもって表させてもらいます、ということになる。これが心身症ですね。偏頭痛、肩凝り、アトピー、高血圧。ストレスがあると血圧が上がってきます。それから神経性のいろいろな消化器系の病気。過敏性大腸炎などになってしまいます。

我慢の限度を超えた我慢が、症状で表れているわけですから、どんなことをしてもこんなふうに出たら、「自由な子ども」を高めてあげたいですね。高すぎるところを下げるというのは容易ではありません。長年かかって築い

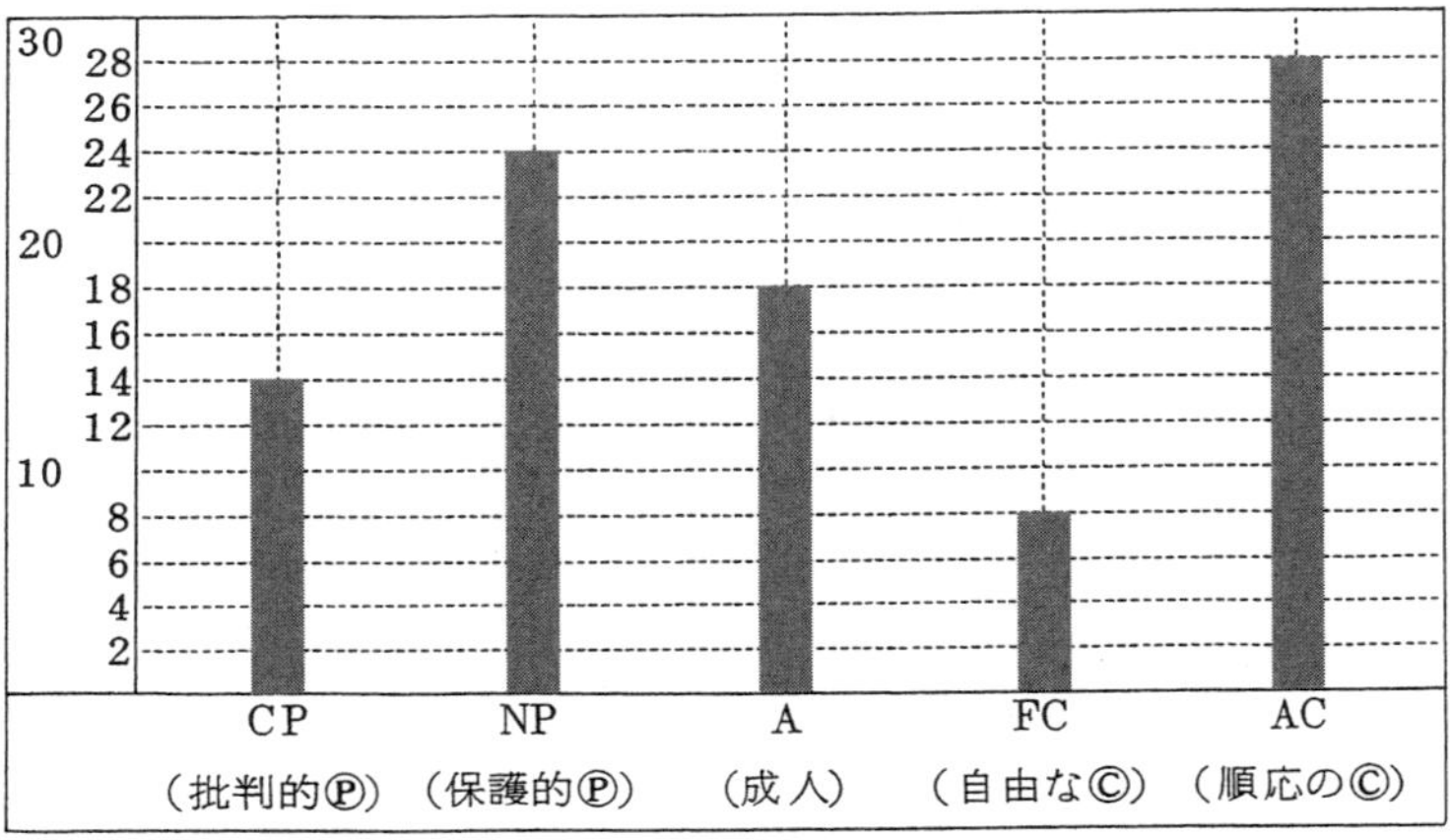

図3　心身症を発症したBさんのエゴグラム

た権力の座ですからそんなに簡単に引き渡してくれません。（笑）そうではなくて、この全部に注がれるエネルギーの総量は一定ですから、低いところを高めると高すぎるところが下がってくる。「自由な子ども」が抑圧されているということはどういうことかというと、子どもらしく無邪気な子ども時代を経験し損ねたかなと考えられます。

私などはそうですが、大勢の兄弟の長男、長女にはこうなる傾向があります。三歳になって下に妹や弟がいると、「もうあなたはお姉ちゃんなんだからしっかりしなさい」とか、「あなたはもうお姉ちゃんなんだからこんなもの要らないわね」とか、二言目には「お兄ちゃんなんだから」「お姉ちゃんなんだから」と言っては我慢させられる。あまりにも早く大人の責任を負わされるとこういうことになります。

【Bさんの事例】

Bさんは四八歳の中小企業の社長さんでした。よく働くんです。従業員のために、家族のために、身を粉にして働くんです。そして疲れ果てて胃から出血。それで、内科に入院。でも一ヵ月も入院していると、心配になってくるのです。「俺はここでこんなことをしていていいのか。家族はどうなるんだ。従業員はどうなるんだ。こうしてはいられない」と言って、退院してしまいます。そしてがむしゃらに働いて、また胃から出血して入院する。難治性の胃潰瘍のために入退院を七、八回繰り返して、外来でエゴグラムをとったら、図3のようなタイプでした。

これも幼児期の親子関係です。八歳のときにお父さんを亡くしました。たった一人の男の子で、お父さんの遺骨を胸に抱えて火葬場から帰る道すがら親戚のおじさんがこう言いました。「これからはお前が家の中でただ一人の男の子なんだから、お父さんにかわって小さな妹たちの面倒を見、お母さんを助け、しっかり生きていかなきゃいかんよ」と。彼はそれを胸にたたき込んだわけです。

しかし、七歳や八歳の子どもの仕事は夢中で遊ぶことではないでしょうか。家の外で友達と真っ暗になるまで夢中で遊んだ人が、思春期になって心理相談室を訪れるということはあまりないような気がします。受験で塾に通わせるよりも、私は楽しく遊ぶことに注意してあげたほうがずっといいと思います。

エゴグラムが開発された一九六〇年代当初は、いかに「成人Ⓐ」を高めるかということが強調されました。この合理主義社会の中でいかに「成人」を高めて、複雑な人間関係をうまく乗り切って、早く出世するかなどということを考えていました。でも今そんなことを言っている人はいません。いかに抑圧した「自由な子ども」を高めて、その人らしく生きるかが強調されています。

【Cさんの事例】

図4は厭世タイプ、「自殺のエゴグラム」とジョン・M・デュセイが呼んだタイプです。一番上と一番下のこの

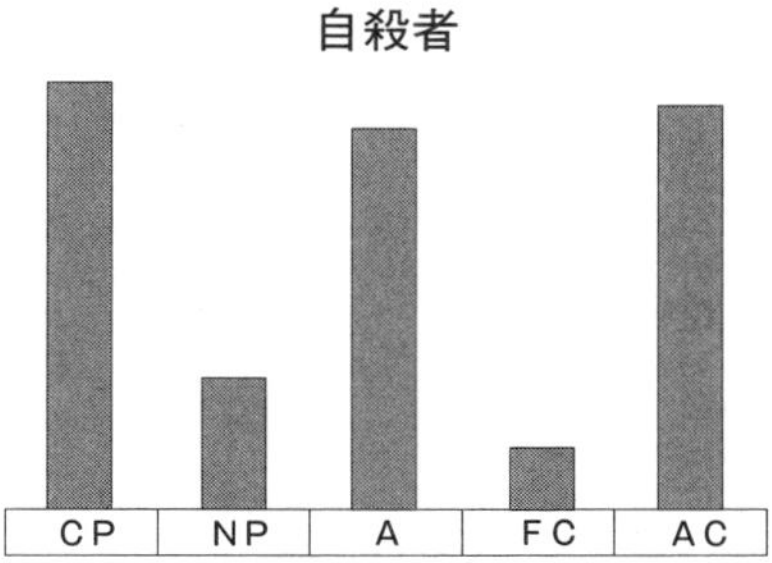

図4　自殺者のエゴグラム

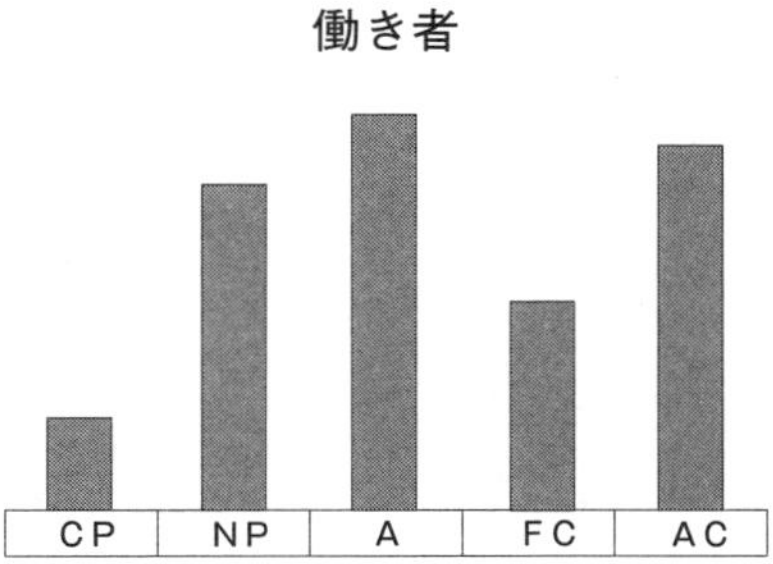

図5　働き者のエゴグラム

落差はうつ状態の強さを表すといわれています。Cさんは二四歳でみずから命を絶った女性です。兄弟は妹さんと二人でした。お母さんが心の病を持っていて、彼女が物心つくと、今日はお母さんの調子はどうかなといって、顔色をみては妹をかばったり、お母さんに気に入られるように行動したり、というような幼少期を過ごしました。

高い「批判的親」は自分が望むような愛とケアを受けられなかったことへの怒りと攻撃性を表し、また、高い「順応の子ども」は、その攻撃性をじっと我慢して抑圧したことを表しています。この二つの自我状態が葛藤するときには、他人に対する思いやりや配慮をする「保護的親」にはエネルギーはそそげません。また、高い「成人Ⓐ」は世の中は不条理だということをよくみています。

私たちが自分の心の思いを相手に理解してもらえないと、先ほど述べたように身体的症状を出すか、心理的なゲームをしてマイナスのストロークを人々から引き出すか、心理的スタンプ集めをして景品と交換するということになります。

お店でいくらかの買い物につきシールを一枚くれるところがありますね。集めて台紙に貼るとその量に応じた景品に交換してくれるシステムがありますね。そのように自分の心の思いが理解されないたびに不満で、せつなくて、いらいらして、怒りに満ちてというときには、言いようのない怒りをスタンプで貼っていく。二四歳でどのくらい貼ったんでしょうね。何千枚、何万枚も貼ったかもしれません。それで一番高価な景品と交換したのです。生きることそのものをやめるというのは、もっとも高価で悲しい景品ですよね。

デュセイの『エゴグラム』（新里里春訳、池見酉次郎監修、創元社、二〇〇〇年）は大変おもしろいので、エゴグラムのタイプに興味のある方はご一読ください。デュセイはエリック・バーンの愛弟子で、交流分析理論を一緒に開発した方です。

図5は働き者。高度経済成長を担ってくださった今の五十代、六十代、七十代の日本の方々のエゴグラムでしょうか。今その年齢層の自殺率がとても高いですね。一九九八年度に自殺する人が三万人を超えてから高い自殺率は落ちていません。誰が持ち上げているかというと、この人たちです。

「成人」は圧倒的に高いですね。「自由な子ども」は低く、「順応の子ども」は圧倒的に高く、楽しいことを抑圧し、我慢を強いていることが想像されます。家族や、個人の趣味を犠牲にして働き、「おれはなぜこんなにあくせく働くのだろう」とは言わないのです。

1「理想的なエゴグラム」について

デュセイが、「どういうエゴグラムのタイプになったら理想的といえるか」という質問を受けて、「理想的なエゴグラムはない」と答えたそうです。「理想は人によってみな違うからだ」と。自分はこれで満足かどうかという問題ではない。

けれども、七〇〇名ぐらいの自分の患者さんに、「どういうエゴグラムの持ち主になりたいですか」というアン

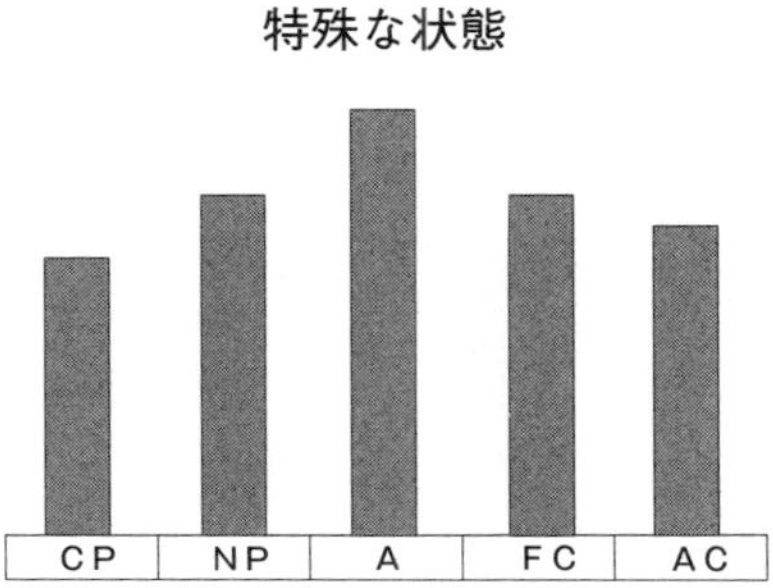

図6　ベル型

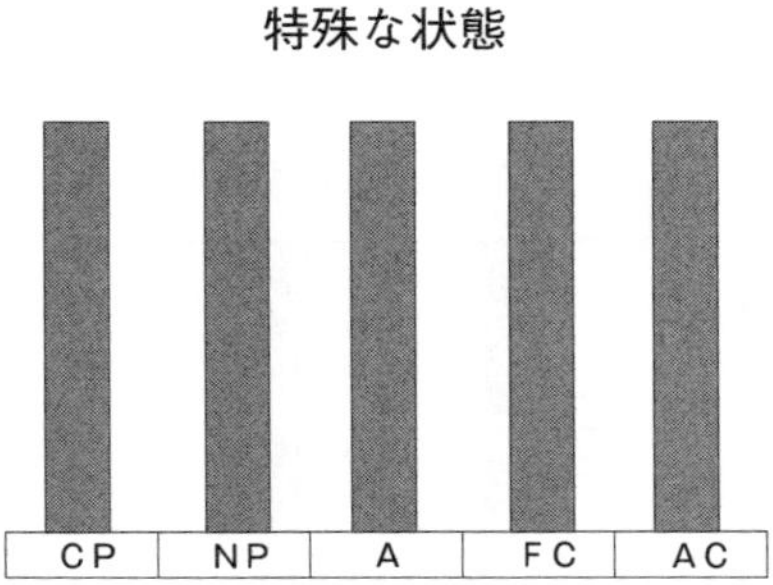

図7　平ら型

ケート調査をしたそうです。そうしたら人気投票のごとく、二分するタイプがあったということです。一つは、「成人」を頂点にこうありたいという「ベル型」です（図6）。もう一つは、「どれもみな高い」というタイプです（図7）。どういうことかというと、状況に応じてどれもみな使えるということです。これが結論です。「自由なチャイルド」を抑圧すると、先ほど申し上げたように心身症的な症状を出す。もう一つは心理的なゲームをする。もう一つは心理的なスタンプ集めをして、たまったところで景品に交換してしまう。「もういい、こんな会社はやめてやる」とか、「もういい、離婚してやる」とか、「もういい、死んでやる」とか、景品に交換してしまう。こうしたことになります。

健康な自我状態というのは、その状況にふさわしくどの自我状態も自由に使えるということです。

2　「自由な子ども」の抑圧は何をもたらすか

なぜ「自由な子ども」を抑圧するとそのような結果になるかというと、「自由な子ども」には人間の持っている「基本的欲求」が入っているからです。基本的欲求とは「愛し愛されたい」、「認められたい」、「尊敬されたい」、「自由でありたい」、「仲間に入りたい」、「物事を達成したい」、この六つです。

人間だったら誰でも欲しいこのような欲求を、「おまえはそんなものを要求

長続きするカップルのエゴグラム

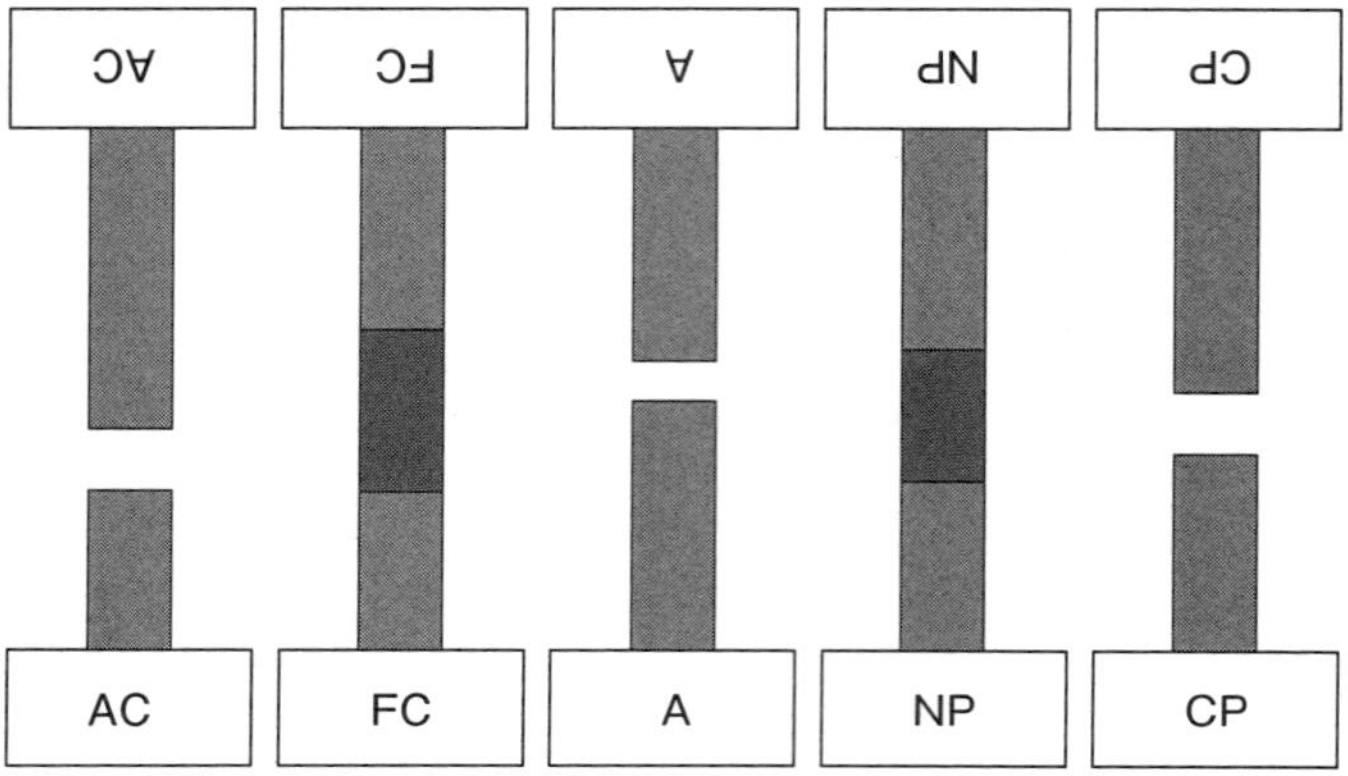

図8　長続きするカップルは２つの自我状態（NPとFC）が重なっている

してはだめなんだよ」と言って抑えつけていると、繰り返しになりますが、心身症的症状になったり心理的なゲームをしたり、スタンプ集めをして高価な景品に交換してしまうということになってしまいます。

3　長続きするカップルのエゴグラム

長続きするカップルのエゴグラム（図8）といって、デュセイが提案しています。下が奥さん、上がご主人で、合わせると二つのところで重なっている。一つは「保護的な親」、もう一つは「自由な子ども」です。夫婦間というのは、熱を出したときに今日は誰が迎えに行くかとか、誰がごみ捨てに行くかとか、些細なことで葛藤を引き起こしますよね。長続きするカップルは、葛藤を引き起こしたときにどのくらい相手の立場に立って物事を考えられるか、そしてどのくらい「楽しいとき」を共有できるか、この二つであると。成田離婚のように短い方は一つの自我状態でしか重なっていないと、デュセイは言っています。

四　末期医療の現場で生かすエゴグラム

(1)エゴグラムタイプに合わせた対応する

一九八〇年代に厚生省の末期医療研究班に参加させていただいたときに、何の気なしにエゴグラムをやっていただきました。そうしましたら、自分の病気が何であるか知りたいと言った患者さんと、病気のことは知りたくないと言った患者さんでは、エゴグラムのタイプが違うことに気づきました。

Dさん(図9)は四八歳で直腸がんで亡くなった患者さんですが、大きな会社の設計技師でした。「検査結果がわかったらすぐ知らせてください」と主治医にお願いしたのですが、明日は退院という日に「悪性のものではありませんでした」と告げられました。しかし、半年後に再発し、今度は「本当のこと」が告げられました。余命三カ月であることも。

Dさんは病名を知らされるのが一年遅れたことを非常に残念がりました。「そんなことが一年前にわかっていたら一年前に知らせてほしかった。仕事に関しては、家庭を犠牲にしてやってきたから悔いはない。しかし、家族に対して悔いを残している。こんな病気になって女房の気持ちさえよくわかってないというのに気がついた。一年前だったら、まだ子どもをいろいろな旅行にも連れていってやれたし、女房も扶養家族で僕にぶら下がっているのと、この一年を利用して何か資格を取ったのでは、僕の逝った後の生活の質が違っていた」と。

Dさんはさらに、「病名は早く知れば知るほどよいのには二つ理由がある。一つは、経済的責任を負っている一家のあるじとしては、かわいそうだとかなんだとか言ってすませるような生やさしい問題ではない。もう一つは、人間は極限状態に置かれるとよりよく生きるチャンスが増える。がんなのにがんでない、がんでないと言われて生きても、砂の上に建てられた楼閣のようにむなしく崩れ去る」と、言いました。

Eさん（図10）は三二歳で、三歳と七ヵ月の小さなお子さんが二人いました。主治医は、「お子さんが小さいのでできるならば告げるという方針でいきたい」と言われ、面接の依頼がありました。最初は、職場の検診でひっかかってしまってと言っていました。「ここのバイオプシーをするんですが、この病院ではそれができないからT病院に行って精密検査をしてくるようにと言われた。あそこに行けば必ず治るからと言われ、精密検査に来た」ということでした。

腫瘍はとても大きかったけれども何とか除去できました。しかしすでに頸椎の一部が溶解していました。そこを放射線治療でたたいて、一年ぐらいは社会復帰できるだろうということで社会復帰していましたが、やがてまた恐れていた再発が起こって、反対のほうの肺に変な影があるから手術してもらった病院で精密検査してもらうように言われて来ました。Eさんは「今度は二週間で帰ります」と言っていました。

でも二週間では検査は終わらないと言われて、落ち込んでいました。五時が来ると一番寂しいそうです。「ああ、もうみんなうちに帰るんだなと思うと、とても寂しい。こうして手術して二週間、うちに帰って二週間、それから職場復帰しても、こんなに長期欠勤して出世にどう響くだろうかと思うと夜も眠れない」とうのが、はじめてお会いしたEさんの訴えでした。

このような状況の中で「悪性の腫瘍だ」という宣告はショックと精神的ストレスが大きすぎると感じて、主治医

病名告知を望んだ患者さんと望まなかった患者さん

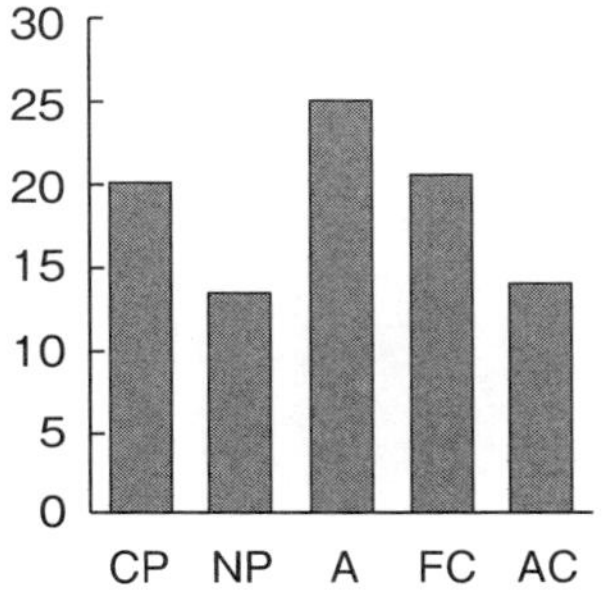

図9　病名告知を望んだDさんのエゴグラム

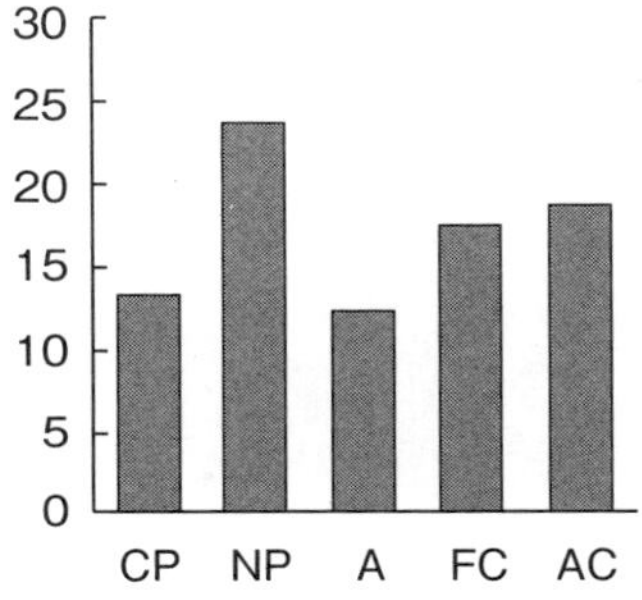

図10　病名告知を望まなかったEさんのエゴグラム

の先生に、「今の段階では病名の告知は無理のように思われます」と言ったら、それでは「告げない方針でいこう」ということになり、Eさんには告げられませんでした。

Eさんは一ヵ月たつかたたないかのうちに、お手洗いに立って廊下で転倒しました。反対側にできた腫瘍が頸椎圧迫骨折を引き起こし、下半身が完全に麻痺しました。でも彼はこう信じていたのです。「こんなに長く病院のベッドに横たわっていたから足の筋肉が衰えて歩けなくなってしまったのだ。だからリハビリすれば必ずよくなる」と。彼はそのことに期待して、さらに続いた数ヵ月の苦しい闘病生活に耐えたのです。自信を持っておやりになりました。

図10がEさんのエゴグラムで、「成人」が一番低く、「自由な子ども」よりも「順応の子ども」が高かった。一番高かったのが「保護的親」です。自分こそ大変なのに、私が夜八時ごろ訪室すると、「こんなに遅くまでいるんですか。お子さんはどうしているんですか」とか、「今度新しい型の電車の下敷きが出るので、出たらすぐ持ってきますから」なんて言い、私に気を使ってくれました。そんなことといいのに、こんな大変なときにと思いましたが、「保護的親」が高いから、まだ小学校低学年の息子を置いて、夜遅くまで働いて

いた私の状況を思いやってくれたのです。

Dさん、Eさんのどちらがいい、どちらが悪いというわけではありません。末期がんの現場では、その人が今まで生きてきたように死を受け止めると信じております。Dさんのほうは、「現実から逃げていたら問題は解決しない、真正面から現実を見つめて問題解決しよう」というのが彼の脚本のテーマです。Eさんのほうは、「現実に真正面からぶつかると大変厳しいものだから、できるならば避けて通ろう」というのが脚本のテーマだったと思います。

彼が良くなってこれから生きるならばいいけれども、もう引き返せないというときになったら、患者さんの心の負担がもっとも少なく、そして葛藤を引き起こさず、平安な気持ちで最期のときを送れるようにしてあげるのが私たち医療スタッフのなすべきことかなと思っております。

(2) 欲するストロークを与える

ストローク(Stroke)というのは下からの刺激のことをいいます。辞書を引きますと、一突きとか一漕(こ)ぎとか書いてあり、さらに読んでいきますと、「優しく愛撫する」とか出てきます。つまり人からの刺激がオリジナルな意味だと思うのですが、交流分析ではそれをもっと拡大解釈して、「その人の価値や存在を認めるあらゆる働きかけ」と定義しています。

エリック・バーンはこのストロークという概念をどこから持ってきたかお話しします。一九五〇年代だったと思いますが、S・レヴィンというハーバード大学の実験生理学者がネズミを使って非常に興味深い実験をしました。

同じ家族から出たネズミをA群、B群、C群と三つに分けて、餌に関してはまったく区別しないで、同じ餌を同じ時間に同じ方法で与えましたが、赤ちゃんネズミから生育するまでの刺激を違えたわけです。アルバイトの少年を雇って、A群のネズミは一日数回おりから出して、話しかけたり優しくなでてあげたりしたのです。あるドクターにどのくらいの強さでなでたんですかと聞かれて立ち往生したことがありますが……。

A群にはプラスの刺激です。B群のネズミは、餌以外のときは物音一つしない真っ暗な部屋に閉じ込めた。C群のネズミは一日数回電気ショックを与えた。ぴしぴしぴしぴしっと苦痛に満ちたマイナスの刺激です。この三つの違った刺激を与えて死ぬまで追跡しようとしました。

結果はどうなったと思いますか。推測してみてください。長生きしたのはABCか、ACBかですよね。結果は、電気ショックのC群もA群と同じぐらい長生きしたのです。生きられなかったのはB群です。

そういう結果が出て、エリック・バーンはこういう結論を引き出しました。たとえ苦痛に満ちたマイナスの刺激でもないよりまし、と。これが人間の心理にとても何か意味ある現実を語っているかなと思います。

もう二十年弱ぐらいになりますか、神戸で事件がありました。酒鬼薔薇聖斗《さかきばらせいと》という当時中学一年生が小学校六年生を殺して、首を校庭にさらしておいた。逮捕される少し前に犯行声明文を出して、新聞にも出ました。「自分は透明な存在である。たとえ皆さんの空想の中でもいいから私の名前を記憶にとどめていただきたい」ということが、雑誌の切り抜きで貼ってありました。

透明な存在というのは、その人がそこにいるのにあたかも存在しないかのように、見えないかのように対応すること、対応されることだったと思うのですが、関東医療少年院に送られて、精神科の先生方が下した結論は、結局幼児期に親からストロークをもらえなかったためだという結論になりました。

関東医療少年院は何をしたかというと、女医さんをお母さんにして、ほかのパラメディカルスタッフを家族の一員にして、来る日も来る日も酒鬼薔薇聖斗君が子供のころ欲しかったストロークを与えつづけたそうです。毎日訪れて、話しかけていって、気持ちを聞いていった。

はじめは一人静かに死にたいと書いていたそうです。ところがしばらくしてから、生きて罪を償いたいと言い出しはじめた。それで、今から五、六年前、社会復帰するという話が出ましたね。そうしたら引き取り手がなかった。世間は冷たかった。あんな極悪非道人を社会に出して大丈夫なのかと引き取り手がなかった。でも彼は言ったそうです。「あんなひどいことをしてしまったんだから、引き取り手がなくても仕方がない」と。でも今は社会復帰して、元気に働いているそうです。

そのようなわけで、ストロークというのはなしには生きられない。誰からも自分の存在に気づいてもらえない、誰からも自分の価値を認めてもらえない、そういうストローク不足のところでは人間は絶対に生きられない。

ここにストロークをためておく貯蓄のつぼがあると想像してみてください。プラスのストロークが七、八分目詰まった、心の中にそういうつぼがあると想像してみてください。七、八分目まで詰まっていると、プラスのストロークを人にあげられますし、エネルギーレベルも高いです。そしてたくさん詰まっているから人にも出す。出すからまた入ってくる。少々意見の異なった人とも共存共栄してやっていけます。半分ぐらいだとまあまあな気分でいられるといわれています。底にほんの少ししかプラスのストロークがないというときには、何をしてもつまらないという気分になります。何をしてもつまらないというときには、人にストロークを出さない。出さないからまた入ってこないという悪循環が起こります。

私たちがもう生きられない、死が避けられないというときには、プラスのストロークが底をつくと思います。ですからどんなにプラスのストロークをもらってもらいすぎることはないという状況に追い込まれるわけです。ターミナルケアにおけるもっとも大事なことは、この患者さんがどういうストロークを欲しているかということを知って、その欲しいストロークを無視しないで与えるということだろうと思います。

私自身が臨床の現場で経験したことは、死に直面した患者さんが死の床で望んだことは、私たちが健康に恵まれた元気なときには当たり前だと思うことばかりでした。

- もう一度口から物を食べたい
- 洗面所まで歩いて行って用を足したい
- 下着くらい自分で洗いたい
- 外で伴侶とデートしたい
- 家に帰って、子どもの受験勉強の世話をしたい
- 二階のベランダで洗濯物を干したい

このように、私自身が経験したことは、元気なときには「当たり前」としていたことが、死に直面した患者さんには「最後の願い」となる、ということでした。

(3) 医療者・援助者がストローク不足になってはならない

最終的にはいかに自分自身にストロークを与えるかの問題になってくる、ということをお話ししたいと思います。ターミナルケアの現場では、患者におしみなくストロークを与えることが必要ですが、与え続けていると自分の中のストロークが無くなってきます。自分の中にストロークがないときには人に出せなくなります。ですから、ターミナルケアの最終的な問題は、自分自身にいかにストロークを与え続けるかという問題になるのではないかと思います。「あなたは本当によくやっている」とストロークを与え続ける必要があります。

五　交流分析による「人格適応論」と臨床の現場での応用(9)

「人格適応論」について解説を少しして終わりにしたいと思います。

人格適応論はポール・ウエアー（Paul Ware）とテービー・ケーラー（Taibi Kahler）の二人によって開発されました。理論は明確で実用的人間関係の理解に大変役立ちます。交流分析理論に基づいているのですが、親の六つ養育スタイルによって六つの適応をしていくというものです。（図11）

親の養育スタイルはどういうものかというと、「当てにならない養育スタイル」、「やりすぎる養育スタイル」、「一貫性欠如の養育スタイル」、「上からコントロールしすぎの養育スタイル」、物事を達成したときだけ褒めてやる「達成重視の養育スタイル」、「人を喜ばすことを強調」するの六つがあります。

その六つの養育スタイルによって子どもたちはどういうふうに適応していくかというと、当てにならない養育スタイルの親の子は、「もういいです。お父さん、お母さんの世話にはなりません」と言って、自分の心に閉じこ

親の養育スタイル	適応タイプ
1．当てにならない	スキゾイド型
2．先取りする	反社会型
3．一貫性欠如	パラノイド型
4．支配的	受動攻撃型
5．目的達成重視	強迫観念型
6．人を喜ばすことを強調	演技型

図11　6つの親の養育スタイルと適応タイプ

もって生きていくようになります。それを「創造的夢想家」、あるいはスキゾイド型といいます。

それから親が先に手を出して欲しいものを与えると、いつも手に入って当たり前で、手に入らないと相手を操作してまで手に入れるようになります。これが「魅力的な操作者」、反社会型適応タイプです。

それから「才気ある懐疑者」、パラノイド型というのは、一貫性欠如の養育スタイルから生じます。同じことをしても、あるときにはいいと言い、あるときにはだめと言う。そうすると、子供は非常に迷います。どんなに注意しても一貫性がないとなると、非常に疑い深くなります。

図12の1、2、3は、生き延びるために必要だった適応で、一歳から一歳半ぐらいまでの間で形成されます。4、5、6が行動上の適応スタイルです。こちらは一歳半から六歳くらいまでに形成されます。

「おどけた反抗者」というのは、上から「俺の言うことを聞け。さもなければさっさと出ていけ」という、My way or the highwayといわれているものです。「俺の言うことを聞け」「お母さんの言うことを聞きなさい。そうしなきゃ出ていきなさい」なんて言われると、一応はおとなしく「はい」と言うのですが、あなたの言うとおりには絶対な

適応タイプ	生き延びるための, または行動上の	発達の年齢	親の養育スタイル
1 創造的夢想家（スキゾイド型）	生き延びるための	0～18ヵ月	あてにならない
2 魅力的操作者（反社会型）	生き延びるための	0～18ヵ月	先取りした
3 才気ある懐疑者（パラノイド型）	生き延びるための	0～18ヵ月	一貫性がない
4 おどけた反抗者（受動攻撃型）	行動上の	18～36ヵ月	管理しすぎ（子どもと闘争）
5 責任感ある仕事中毒者（強迫観念型）	行動上の	3～6歳	達成の強調
6 熱狂的過剰反応者（演技型）	行動上の	3～6歳	他者を喜ばせることの強調

図12　適応タイプと発達年齢

りませんからと心の底ではかたい決意をしています。それを受動攻撃型適応といいます。

「責任感ある仕事中毒者」となるのは、何かを達成したときだけ褒めてもらえるからです。ストロークが来るからです。強迫観念型適応です。

それから「熱狂的過剰反応者」というのは、「あなたは皆さんに喜んでもらえばいいのよ。人には親切にしてあげなさい」という親の態度からです。これは「オーバーリアクター」（「過剰演技者」）、演技型適応といわれています。

これを知ることのよい点は、それぞれの適応スタイルは入る入り口が違うということです。思考で行くか、行動から行くか、感情から行くか、適応タイプによって入り口が異なるのです。コンタクト・ドアの概念を知っておくとよいのです（図13）

創造的夢想家は、最初の入り口となるオープンドアとしては「引きこもり」という行動から行っているので、出ていって引き出してこないとだめです。次に開かれる可能性のある真ん中のターゲットドアというのは、円満人格を達

適応スタイル	オープンドア	ターゲットドア	トラップドア
スキゾイド型	行動	思考	感情
反社会型	行動	感情	思考
パラノイド型	思考	感情	行動
受動攻撃型	行動	感情	思考
強迫観念型	思考	感情	行動
演技型	感情	思考	行動

図13　適応スタイルと治療へのドア

成するために何とかしなければならない。トラップドアというのは、その人がもっとも防衛している領域のものです。それぞれその入り口を間違うと防衛的になってドアが閉じてしまいます。あ、あの人は厭世だなと思ったら、早めに感情から入っていかないとだめです。私は強迫観念型ですから思考から入ってもらわないとだめなわけです。

トラップドアというのはもっとも防衛している部分です。私がもっとも防衛しているところは多分行動だと思います。行動を突かれると非常に防衛的になります。それを学んでいると、人間関係は非常に楽になります。どんな人でも恐れるに足らずということになるかもしれません。

また、どういう脚本のテーマと適応スタイルをもっていた人がどういうふうに死を受けとめていくかという研究もされつつあり、非常に興味深い結果が出ているようです。

図14は交流分析理論を用いた人格適応論の総まとめです。

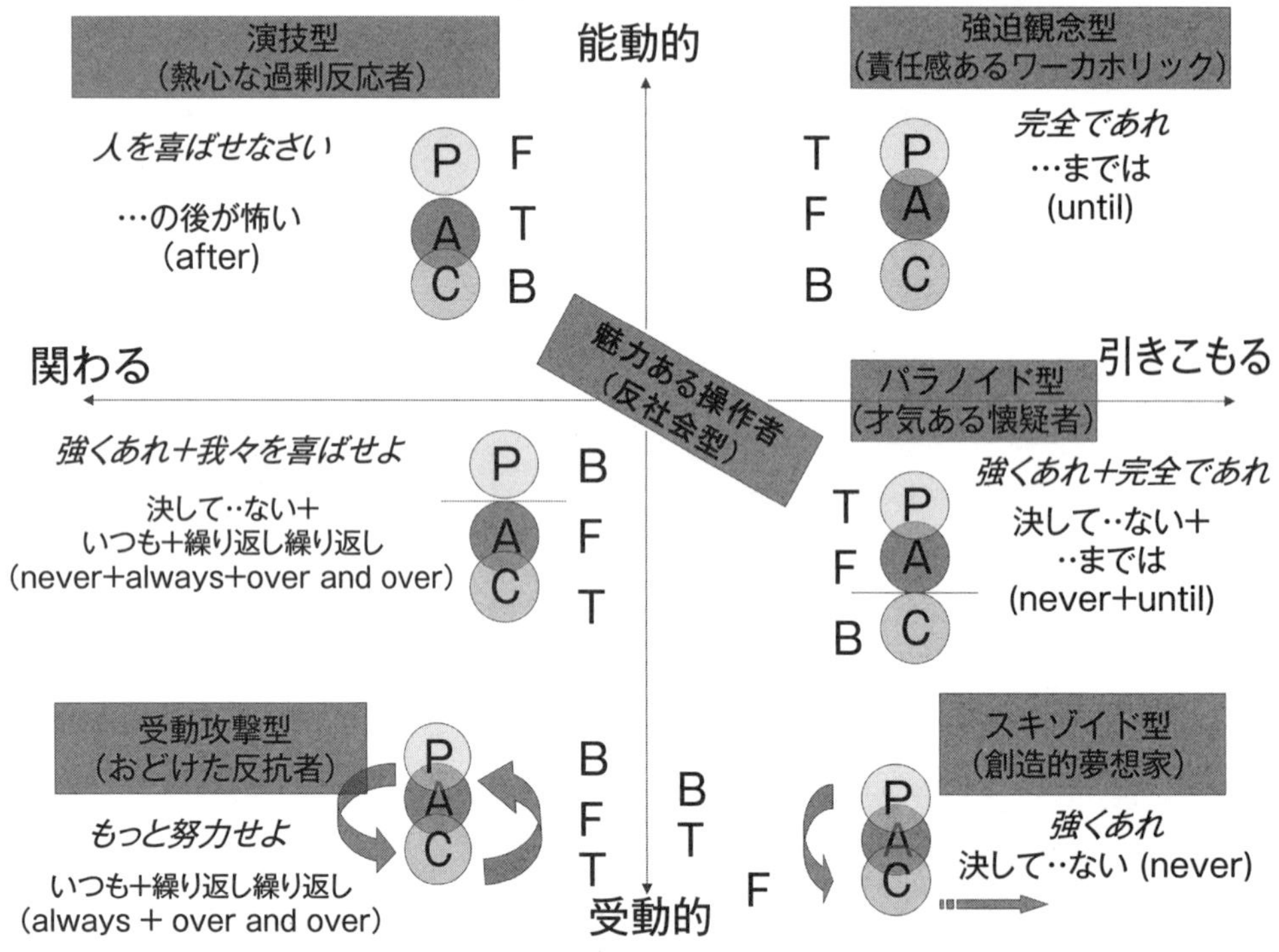
能動的
受動的
関わる
引きこもる
演技型
（熱心な過剰反応者）
人を喜ばせなさい
…の後が怖い
(after)
P A C
F T B
強迫観念型
（責任感あるワーカホリック）
完全であれ
…までは
(until)
T F B
P A C
魅力ある操作者
（反社会型）
強くあれ＋我々を喜ばせよ
決して‥ない＋
いつも＋繰り返し繰り返し
(never+always+over and over)
P A C
B F T
パラノイド型
（才気ある懐疑者）
強くあれ＋完全であれ
決して‥ない＋
‥までは
(never+until)
T F B
P A C
受動攻撃型
（おどけた反抗者）
もっと努力せよ
いつも＋繰り返し繰り返し
(always + over and over)
P A C
B F T
B T F
スキゾイド型
（創造的夢想家）
強くあれ
決して‥ない (never)
P A C

図14　交流分析を用いた人格適応論のすべて

注

(1) E・キューブラー＝ロス『死ぬ瞬間――死にゆく人々との対話』川口正吉訳、読売新聞社、一九七一年。
(2) 同上書。
(3) E・S・シュナイドマン『死にゆく時――そして残されるもの』白井徳満、白井幸子、本間修訳、誠信書房、一九八〇年。E・S・シュナイドマン『死の声』白井徳満、白井幸子訳、誠信書房、一九八三年。
(4) シュナイドマン『死にゆく時』
(5) Edwin S. Shneidman, *Autopsy of a suicidal mind*, Oxford University Press, 2004. エドウィン・S・シュナイドマン『アーサーはなぜ自殺したのか』高橋祥友訳、誠信書房、二〇〇五年。
(6) マリリン・モンローについては、亀井俊介『マリリン・モンロー』岩波書店、一九八八年をご参照ください。
(7) 白井幸子『看護にいかす交流分析――自分を知り、自分を変えるために』医学書院、一九八三年。
(8) Dusay, J. M., *Egograms: How I see you and you see me*, Harper & Row, 1977.
(9) ヴァン・ジョインズ、イアン・スチュアート『交流分析による人格適応論』白井幸子、繁田千恵監訳、誠信書房、二〇〇七年。白井幸子『臨床にいかす心理療法』医学書院、二〇〇四年。

（本稿は、二〇一一年一月二十九日、聖学院大学総合研究所「臨床死生学研究会」発表の一部をまとめ直したものである。）

子どもの生と死

——周産期医療からみえること——

船戸　正久

一　子どもの看取りをめぐる現状

(1) 生病老死

人間の人生は、「生・病・老・死」の過程を通るといわれるが、その間に何らかのかたちで「障がい」が入る。新生児や子どもの死では、老いを経験しないで死にいたる。そのようにそれぞれの人生のたどる道は多くの多様性があるが、最期に死を経験することにおいては単一であり、すべて平等である。現在「生」に対しては周産期医療、「病」に対しては急性期・慢性期医療、「老」に対しては高齢医療、「障がい」に対しては障がい医療、がんやエイズに関しては「ホスピス医療」の医学的介入があり、学問的にも研究が進んでいる。しかし、がん以外の「安らかな看取り」に関しては今なおタブー化されている。とくに子どもの死については医療者も家族もお互いに語り合う

ことさえできない状態に置かれている。(1)

(2) 第五五回日本未熟児新生児学会学術集会

二〇一〇年（平成二十二年）十一月に「いのちの輝きを支える――Baby first, Child first の社会を目指して」をテーマに第五五回日本未熟児新生児学会学術集会を主催した。その際私が「臨床倫理の基本的考え方――胎児・新生児の人権と尊厳をどのように守るか」というテーマで会長講演を行った。さらにオーストラリア・モナッシュ大学名誉教授であるヴィクター・ユー（Victor Yu）氏には、招待講演で「Ethical Medical Decision-Making and Compassionate Care in the NICU（NICUにおける倫理的・医学的意思決定と慈しみのケア）」という感銘深い講演をしていただき、今までタブーとされていた胎児・新生児など子どもの倫理問題を正面から取り上げた。(2) この学会を機会に『新生児・小児医療にかかわる人のための看取りの医療』（船戸正久編、診断と治療社、二〇一〇年）を発刊した。(3) この本は医師・看護師・臨床心理士だけでなく、家族・神学者・倫理学者・法学者などさまざまな立場にある一六名の著者からなっている。現在高齢者医療においても胃瘻《ろう》中止の選択肢の是非をめぐって学会レベルで議論されるようになっており、こうした倫理問題は第一線の医療現場でますます重要なテーマとなっている。

二　子どもに対する愛情の基本

(1) 子どもの祝福

聖書には、「子供たちをわたしのところに来させなさい。妨げてはならない。神の国はこのような者たちのものである」（マルコによる福音書10・14、新共同訳）というイエス・キリストによる子どもの祝福の箇所がある。また インドの詩人・思想家で、一九一三年にノーベル賞を受賞したラビーンドラナート・タゴールは、「子どもはすべて神が人に絶望しておられないことを伝えるためにこの世に遣わされた使者である」と述べている。(4)

(2) 神のご大切

戦国時代、フランシスコ・ザビエルなど宣教師の来日したとき、聖書の神の〝愛〟を神の〝ご大切〟と訳したといわれる。それは、当時の日本人の愛という言葉の中に神の愛にあたるアガペという概念がなかったからである。私はこの訳が大好きで、まさに愛とは大切にすることであり、日本にも従来、子どもは「天からの授かりもの」という思想があり、天から大切に預かり、大切に慈しみ育む、そして天に大切にお返しする存在であるという考え方がある。

(3) 愛情の四原則

愛情には、四つの大切な原則があると思われる。(5) ①時間と空間の共有、②スキンシップ、③ことばかけ、④まなざしである。現在周産期医療の分野で「カンガルーケア」という保育法が取り入れられている。この方法は、お母さんの胸の肌に直接裸の赤ちゃんを抱いて上から衣を羽織って肌と肌を直接接触して育てる方法である（Skin-to-skin care）。この導入によりお母さんの愛着や母乳哺育が促進され、虐待予防にもつながるといわれている。このカンガルーケアの中に上記のすべての原則が入っている。これらの業は、愛情の四原則であると同時に、ケアリングの基本となる大切な四原則である。

これに加えて五番目の愛情として⑤祈りがある。この大切さを知ったのは、阿南慈子《あなみいつこ》さんの『ありがとう、あなたへ』という本からであった(6)。彼女は、多発性硬化症という病気のために子どもを抱きしめる力を失い、呼吸不全のために気管切開・人工呼吸器が必要となり声を失い、さらに視力も失い、寝たきりの状態になってしまった。すなわち、子どもたちに注ぐ愛情の四原則をすべて自分から行えない存在となった。そうした中で彼女にできる唯一のことは、愛する子どもたちのために祈ることだけであった。その祈りを子どもたちは敏感に感じ取り、次のような「七星の祈り」という素晴らしい祈りをしている。

「神さまもしよかったら、ママの病気をなおしてください。
でも神さまがそう思わないのならこのままでもよいです。
なぜかというとママがこの病気をちっともいやがっていないからです。
かなしんでいないからです。もしこまったことがあれば
七星たちがてつだってあげればすむことだからです。
ママはいいました。『おりょうりも、おそうじも、おせんたくも
なにもしてあげられなくってごめんね。でもそのぶん時也と七星のために、
たくさんたくさんいのっているからね』と…
七星はおいのりがなによりもたいせつなことだと思います。
だからママは素晴らしいと思います。
こんなにこどもたちのためにいのってくれる人はめずらしいと思います。

このママの子どもにうまれさしてくれてありがとうございました。アーメン」

体の自由がきかなくなった親が子どもたちのためにできる最期の愛情は祈りの業である。そして祈りの業はスピリチュアルな業となり、時代を越えて次の世代の魂に宿ることを示している。

三　新生児の倫理問題

(1) 米国における二つの判例(7)

1　ベイビー・ドウ論争

一九八二年、米国ブルーミントンで食道閉鎖を合併したダウン症候群の児が出生した。両親が手術に同意せず、病院側が少年裁判所に提訴した。しかし裁判所は「両親がこどもの治療を選択する権利」を認め却下。そのため病院側が最高裁へ控訴した。しかし最高裁も「両親がこどもの手術を拒否する権利」を支持し、すべての資料の公開を禁止した。その結果、児は生後六日目に死亡した。その後当時のレーガン大統領、米国小児科学会、マスコミを巻き込んだ大論争に発展した。

2　ベイビーK裁判

一九九二年、バージニアで無脳症の児が出生した。母親は、宗教上の理由で人工中絶を拒否。出生後も「無脳児を含めすべての人命には価値があり、保護されるべきである」と、最後まで積極的治療をすることを希望した。そのため病院側が治療の非適応を求めて、裁判所に提訴した。しかし裁判所は、予審および控訴審とも母親の主張を支持した。その結果、児は人工呼吸器をつけたまま、二歳六カ月まで生存。その間かかった五〇万ドルの費用は、全額保険から支払われた。

（2）真理とは二つの中心をもった楕円

明治時代のキリスト教思想家内村鑑三は、「真理とは二つの中心をもつ楕円である」という有名な言葉を残している。(8) 聖書には、旧約聖書と新約聖書があり、旧約には「裁きの神」「義の神」、新約には「許しの神」「愛の神」が記述されており、どちらも大切な神の姿とされている。子育てにも「厳しさ」と「優しさ」という二つの中心が必要であり、厳しいだけでは子どもは萎縮するし、優しさだけでは子どもは甘ったれとなる。医療においても二つの中心があり、倫理的観点から、「やりすぎの医療」、「やらなすぎの医療」ともに非倫理的といわねばならないと思われる。

（3）「仮死のまま新生児2年半」

私たちが、新生児医療の倫理問題に取り組むようになったきっかけは、『朝日新聞』（一九八七年八月二〇日）に掲載された「仮死のまま新生児2年半」――「生命」めぐり対立　安らかに逝かして（両親）、外せぬ人工呼吸器（病院）という記事であった。一九八〇年代に開発された新生児用人工呼吸器の流用により、本来救命不可能であった脳死状態に近い重度脳障害児の半永続的な延命が可能となり、日本のＮＩＣＵ（Neonatal Intensive Care Unit 新生児特定集中治療室）において大きな問題になってきた時代である。こうした時期に下記の『チベット死者の書』の言葉に出会った。

「現代社会にとって「死」は一種のタブーです。なぜなら科学万能の考え方からは死は敗北であり、すべての終わりという結論しかでてこないからです。そのために、最後の瞬間まで死の現実から目をそむけることで、薄っぺらな現実しか生きられなくなってしまいました。[9]」

まさに私たちがやってきた医療が、現実から目をそらし、死をタブー化することにより、本来赤ちゃんや家族に大切な「看取りの時間」をないがしろにしてきた事実を指摘された思いであった。この言葉は、「事実を直視し、最善を考える」ことの大切さを指摘している。

四　母と子のきずな

(1) 新生児医療分野へ影響を与えた著作

一九七九年、竹内徹・柏木哲夫訳の名著『母と子のきずな――母子関係の原点を探る』[10]（マーシャル・H・クラウス、ジョン・H・ケネル著、医学書院）が発刊された。その後二〇〇一年には竹内徹訳の『親と子のきずなはどうつくられるか』[11]（マーシャル・H・クラウス、ジョン・H・ケネル、フィリス・H・クラウス著、医学書院）が続いて発刊され、NICUを含む周産期医療の分野に大きな影響を与えた。これらの本は、今まで医療技術中心であった新生児医療の分野に、母子関係、親子関係の重要さ、愛着行動への研究の大切さを喚起する大きな誘因となった。一九七〇年代に発刊されたこの『母と子のきずな』の本の中に下記のような記述がある。

「この言葉は面接をした者にとって驚きであった。幾人かの親が、子どもが死ぬ前の最後の数分なり数時間、子どもの世話に加わりたかったという気持を表現した。…… エール大学ニューヘブン病院のダフ博士は、子どもの死が免れないことが明らかになった時、子どもが死んでいく間、親が抱くことができるようにすべてのチューブや器具を子どもから取り去ることを望むかどうか、両親に聞いているという。[12]」

一九七〇年代以前の日本では、新生児の死は忌むべき出来事としてタブー化され、戸籍が汚れるといって死産として登録したり、赤ちゃんの写真一枚も残さず、お葬式も出さない状態で死が闇に葬られた。とくに母親は心理的負担を避けるためという理由で一目会うことさえ許されず、父親と相談の上秘密裏にこうした手続きが行われることも多かったといわれる。まさに家族の一員として認めてもらえず、亡くなった新生児の人権や尊厳に対する配慮などは皆無といってよい時代であった。この記述は、当時の米国においてさえ、子どもの亡くなる前に「子どもの世話に加わりたかった」という当然の欲求を家族、とくに母親がもっていたということが、驚くべきこととしてとらえられたことを示すものである。

(2) 遺族の手記

二〇一一年から「京都グリーフケア協会」が立ち上がり、看護師・助産師・葬儀関係者を対象としたグリーフケア・スクールが始まった。そこで次のような遺族の手記が紹介された。

「遺族にとって、一番辛く苦しいことは何だろう。何が遺族を慰めるだろう。……様々な要因が影響するので、一概に言えない。しかし亡くなった赤ちゃんにできるだけのことをしてあげられたという思いは、後の悲嘆のプロセスをスムーズにする一助となるだろう。

私の場合、今願いをひとつかなえるといわれたら迷わず、Mちゃんが生きている間に、身体からチューブを抜いて、私の胸に抱きしめたい。お兄ちゃんを呼んで、抱っこさせてあげたい。亡くなった時には、家族で身体をきれいにしてあげて、なでてあげたい。たくさん話しかけてあげたい。産着を着せてあげたい。一時も一人にしたくない。もし誰かが私たちに、どうしたいか聞いてくれたら？　私たちに寄り添い、後悔のないようあらゆる情報を与えてくれ、いくつかの選択肢のあることを教えてくれる人がいたら？　私たちにはそのとき、今自分たちに何ができるのかを知るすべもなく、考える余裕もなかった。

欧米などでは、赤ちゃんが亡くなったとき、手形や足形を残し、写真をとり、髪の毛などを思い出の品として残すということが、医療スタッフによってなされることが多いと、後に知った。今私には、Mちゃんの身体の生きた証が何もない。混乱の中何も考えられず火葬してしまい、かなりあとになって、真っ黒な髪も、小さな爪も、かわいい手形も足形も、写真さえほとんど何も手元にないことに気づき愕然とした。(13)」

ここには家族が愛するわが子のために最期にしてあげたいことがあったのに、医療スタッフからの情報がないために、してあげられなかった後悔の切実な思いが表されている。

五　選択の余地がある治療

(1)「通常の医療」と「通常でない医療」

一九九一年、新生児医療の生命倫理のバイブルともいうべきロバート・F・ワイア (Robert F. Weir) の *Selective nontreatment of handicapped newborns* (1984) が翻訳され『障害新生児の生命倫理』として発刊された（高木俊一郎、高木俊治監訳、学苑社）[14]。その中でワイアは、「通常の医療」(Ordinary treatment) と「通常でない医療」(Extraordinary treatment) があることを指摘している。通常の医療とは日常的な、慣習的な治療であり、それぞれ「調和のある治療」（ローマ法皇）、「医学的適応がある治療」（ポール・ラムゼ）、「もっともな治療」（ロバート・ヴィーチ）、そしてワイアは「必ず行うべき治療」(Obligatory treatment) と定義している。一方通常でない治療とは日常的でない、英雄的な、突飛な治療であり、それぞれ「不調和な治療」（ローマ法皇）、「医学的適応がない治療」（ポール・ラムゼ）、「もっともでない治療」（ロバート・ヴィーチ）、そしてワイアはこれを「選択の余地がある治療」(Optional treatment) と定義している。

また具体的な定義として、尊厳死で有名になったカレン裁判では、「人工呼吸器などによる治療が、治癒する見込みがある患者に対して行われた場合『通常』とみなされるが、もはや回復見込みのない患者に心肺機能を強制的に維持する治療は『通常でない』[15]」とされている。そして「通常でない治療」においては、患者自身または家族による治療または非治療の選択が倫理的にも許容されることを述べている。

（2）選択の余地のある治療の対象とは何か

二〇〇二年の成育医療研究班（厚生労働省成育医療研究委託事業研究）で行った大阪のＮＭＣＳ（新生児診療相互援助システム）へのアンケート調査（回収率一〇〇％）では、少しでも「医学的・倫理的意志決定の対象」と考えられた疾患群は、無脳症、ポッター症候群、Ｄ（13）－トリソミー、Ｅ（18）－トリソミー、重度の頭蓋内出血、重度の低酸素性虚血性脳症、在胎二三週未満の超低出生体重児などであった。[16] こうした予後不良な児に果たしてどこまで侵襲的治療介入を加えるのが倫理的に許されるのか、という視点も必要であり、これらの疾患群は、「こどもの最善の利益」を中心に治療選択の余地がある疾患（optional zone）と考えられる。

1　Ｄ（13）－トリソミー、Ｅ（18）－トリソミーへのアプローチ

たとえばＤ－トリソミー、Ｅ－トリソミーの治療選択について、有名なテキスト*Smith's Recognizable Patterns of Human Malformation*では、「診断がついたら、延命のためのあらゆる治療の制限が勧められる」（第４版まで）という記載から、「診断がついたら延命のための侵襲的治療の制限を真剣に検討すべきである。しかし、患児の病状や両親の心情を考慮し、個別に対応しなければならない」（第５版以降）となっている。[17] このように現在両親の希望による治療選択（Optional treatment）を許容する記述に変わっている。

2　超低出生体重児へのアプローチ

一方新生児医療の進歩の中で絶えず突きつけられているのが、「How small is too small（超低出生児の成育限界）」の問題である。今世界でもっとも小さな超低出生体重児（ＥＬＢＷ）の生存例は、米国イリノイ州ロヨラ大

学（二〇〇四年）で出生した体重二四三グラム（在胎二六週）児であり、一方日本でもっとも小さなＥＬＢＷは、慶応大学病院（二〇〇七年）で出生した体重二六五グラム（在胎二五週）の児である。ちなみに当院（淀川キリスト教病院）では、出生体重三二一グラム（在胎二七週）が生存退院している。[18] もしこの赤ちゃんが自分の子どもであればどのようにしてあげたいか、何が何でも助けてほしいと思うか、それとも過剰な侵襲的医療はもうやめてもらいたいと思うかが、すべての医療従事者に問われている。「やりすぎの医療」、「やらなすぎの医療」は、ともに非倫理的であると考えねばならない。

近年ヨーロッパにおいて在胎二六週未満の超早産児に対するアプローチに関する論文が公表された。[19]（Ａ）二三＋〇週未満：通常蘇生を推奨しない。（Ｂ）二三＋〇週—二三＋六週：蘇生は、両親の希望に沿う。希望により緩和ケア適応。（Ｃ）二四＋〇週—二四＋六週：児が重篤な合併症がない場合、蘇生とＮＩＣＵ管理。状態により治療中止し、緩和ケア適応。（Ｄ）二五＋〇週以上：積極的蘇生とＮＩＣＵ管理を適応。この場合も「選択の余地のある治療（Optional treatment）」の採用を許容している。今後家族に対するPrenatal visit（小児科医による出生前保健指導）にも大切な情報として提示することが要求されるかもしれない。

六　臨床倫理学の視点

(1) 臨床倫理の基本的考え方

1　医療行為の法的原則と違法性の阻却

医療行為の法的原則は、患者の知る権利と自己決定権の保障であるとされている。[20] すなわち医療とは、患者側

（患者と家族）と医療側（医師、看護師など）との信頼関係に根ざした生命・健康に対する共同意思決定（納得医療）に基づくパートナーシップである。患者は医療を受けるか否か、医療を受ける場合どのような医療を受けるか、選択権・決定権を有する。この自己決定権を保障するために、医療側は患者側に対して、医療行為について患者側が十分に理解し納得できるように必要な医療情報（リスクおよびベネフィット）を提供しなければならないとされる。とくに手術・輸血・薬物投与・危険を伴う検査などの医療行為は、身体に侵襲を伴う行為である。それゆえ、患者の同意がない医的侵襲は、違法行為として刑法上傷害罪・業務上過失致死傷罪・民法上不法行為とされる（例外、緊急避難など）。説明義務を尽くした上での自己決定権行使としての同意により、違法性が阻却され医的侵襲は適法となる。[21] それゆえメリットのない、同意のない医的侵襲は、傷害罪・業務上過失致死傷罪とされる。とくに末期における意味のない医的侵襲行為は尊厳を傷つける不法行為（虐待行為）の可能性がある。そのことを医療従事者は、医療の原点に戻って考えておく必要がある。

２　ブレーキのない新幹線

現在の延命至上主義の医学は、危険な「ブレーキのない新幹線」に例えられる。[22] ＳＬ（蒸気機関車）の時代から新幹線（Ｎ７００系からＥ５系）となり時速約三五〇キロメートルで走る時代、さらに将来はリニア新幹線（ＪＲマグレブＭＬＸ01-2）となり時速約五〇〇キロメートルで走る時代となる。現在の延命技術は著しい進歩を遂げ、人工呼吸器、ＥＣＭＯ（人工心肺）、人工臓器、臓器移植、さらに再生医療など、どこまでEndless Fightingを行うかが大きな倫理的課題となっている。一九七〇年代、新生児用人工呼吸器もなく、いくら頑張って治療をしても「救命する」こと自体が困難であった時代と比較すると格段の違いがあり、現在はむしろ、「安らかに死ぬ」ことが非常に困難な時代になったといえる。そういう時代の中で死を悪いこと、忌むべきこととしてタブー化せず、もう一度原点に返って医療全体を見直す必要がある。

それでは「ブレーキ」としてどのようなものが考えられるであろう。生命倫理、人生観、死生観、哲学、宗教、医療経済による制限などが考えられるが、これらの領域の学問的な発展と教育が今後医療全体の方向性を決定すると言っても過言ではない。

3　子どもの最善の利益とは

カナダ小児科学会倫理委員会（二〇〇二年）によると、「子どもの最善の利益」とは、一定の方針による治療を行った結果生じうる利益と危害または苦難を比較衡量したものである」とされる。[23] すなわち本来傷害行為に当たる侵襲的治療の利益（benefit）と危害（risk）、さらに子どもによっては生涯侵襲的治療を受け続ける苦難（burden）や他の影響を比較考量した上で、子どもの最善の利益を中心に医療側と患者側で共同して最善の医療選択をすることが大切になる。英国ロンドン大学のワイアット（Wyatte）教授は、とくに末期における侵襲的介入を施設（NICU）による虐待行為である可能性を述べている。[24]

4　胎児緩和ケア

近年胎児においても「Fetus as a patient」、「Fetus as a person」の視点からその人権や尊厳についても考慮されうる時代になりつつある。二〇〇四年ロイスナー（S.R. Leuthner）により胎児緩和ケア（Fetal palliative care）の概念が紹介された。[25] 緩和ケアの定義を「身体的・精神的・社会的・スピリチュアルを抱合したケアのための積極的・包括的アプローチである。すなわち胎児・新生児のＱＯＬの向上と家族のサポートに焦点を当て、不快な症状のコントロール、家族の慰安と死別の準備、死のプロセスと悲嘆への支援も含める概念である」とし、緩和ケアの目標は「患児と家族の最善のＱＯＬ（いのちの輝き）を支援することである」としている。（1）胎児緩和ケアの対象、（2）緩和ケアプログラムのケア計画――蘇生可否、医学的介入の選択、（3）慰安ケア（comfort care）の内容、（4）病院で死亡した場合の対応、（5）生存して家に帰った場合の対応などを具体的に記述している。

二〇〇七年ブリーズ（A.C.G. Breeze）らは、「胎内診断を受けた致死的奇形胎児の緩和ケア」という論文の中で、こうした胎児緩和ケアの選択肢を提示することにより、二〇例中八例（四〇％）の致死的奇形胎児の母親が妊娠の継続を希望するという驚くべき報告をした[26]。胎児緩和ケアを選択した八例中、二例が死産、三例が分娩室、二例が新生児室で看取られている。また家に帰ることができた一例はホスピスケア・チームに引き継がれ、家庭で家族に囲まれて看取られている。このことは驚くべきことで、この緩和ケアの概念の導入により胎内にいる間が母親にとっても胎児をもっとも慈しめる時間であり、胎児診断後の時間が両親にとって絶望的な忌むべき時間ではなく、胎児との残された大切な時間に変化する可能性があることを示唆している[27]。

(2) Value of Life（いのちの価値）とValue of treatment（治療の価値）

前述したように、第五五回日本未熟児新生児学会にて、ヴィクター・ユー教授が招待講演「Ethical Medical Decision-Making and Compassionate Care in the NICU」を行い、Value of Life（いのちの価値）とValue of treatment（治療の価値）について言及した[28]。すなわちいのちの価値はどのような状況でも変わらないが、治療の価値は状況により異なることを指摘した。「果たしてこの侵襲的治療行為が、末期の児の尊厳にふさわしいか？」

という視点も大切である。

二〇一〇年の日本小児救急医学会シンポジウムにて、私たちは「小児の脳死判定と看取りの医療」を発表した。[29]その内容は次のような内容である。

「当院では、米国Task Forceによる小児脳死判定のガイドラインに従い、臨床的脳死の判定を行ってきた。二年間の倫理委員会での検討の結果、当院では、脳神経外科医を含んだ複数医師により臨床的脳死判定が確定された場合、法的代理人である家族の希望があればすべての治療を中止する『看取りの医療』までを医療チームの倫理的許容範囲としている（一九九八年）。もし医療チームと家族が合意できるのであれば、回復不可能な脳死患児の尊厳を傷つけると考えられる医的侵襲の差し控えまたは中止は本来あるべき『通常の医療行為の範疇』と考えられる。脳死患児の看取りの医療は今後大切な医療分野であり、尊厳をもって児に接すると同時に、母親の胸での召天、家族だけの残された時間の共有など、緩和ケアや愛情豊かな家族中心のケア（Family-centered care）がより重要な医療的課題となる。こうした『看取りの医療』が本来あるべき医療として確立し、初めて両親の愛情の発露としての臓器移植が推進できるものと考えられる。」

今後こうした視点でも多面的に最善の医療が検討されることが重要である。

(3) 臨床倫理学の大切なキーワード

1 倫理の四原則

倫理には四つの基本原則がある。(30) (1) 恩恵 (Beneficence)、(2) 無(危) 害 (Non-malfeasance)、(3) 自己決定 (Autonomy)、(4) 正義 (公正・公平) (Distributive justice) の法則である。とくに末期において、侵襲的介入が本当に恩恵になる行為か、それとも無意味に危害を与える傷害行為になっていないかの検証が必要である。

2 倫理的意志決定の根拠

さらに倫理的意志決定の根拠として、(1) 医学的適応 (medical indication)、(2) 自己決定権 (autonomy)、(3) 最善の利益 (best interests)、(4) 外的要因 (external factor) がある。とくに新生児や小児のように意思表示ができない場合、法的代理人 (通常両親) が児の「最善の利益」に基づいて意思表示することが倫理的基本となる。(31)

3 米国小児科学会「治療中止に関するガイドライン」

米国小児科学会「治療中止に関するガイドライン」によると、forgoには〝差し控える〟と〝中断する〟という二つの意味がある。それゆえ「初めから (侵襲的) 治療を加えないこと」と「一度始めた (侵襲的) 治療を中止すること」の間には倫理的にも、法的にも重要な違いはないことが強調されている。(32)

表1　医学的、倫理的意思決定における具体的な医療選択

（仁志田らの分類を一部改訂）(2)、(33)

Class A【積極的医療】：	あらゆる治療を行う。
Class B【制限的医療】：	心臓手術や血液透析など、一定以上の治療は行わない。
Class C【緩和的医療】：	現在行っている以上の治療は行わず、一般的養護（保温、栄養、清拭および愛情）に徹する。
Class D【看取りの医療】：	これまでの治療をすべて中止する。

→より良い医療の選択とは？

4　医学的、倫理的意思決定における具体的な医療選択

仁志田らは、医学的、倫理的意思決定における具体的な医療選択を次のように分類している[33]（表1）。すなわち【Class A】あらゆる治療を行う、【Class B】心臓手術や血液透析など、一定以上の治療は行わない、【Class C】現在行っている以上の治療は行わず、一般的養護（保温、栄養、清拭および愛情）に徹する、【Class D】これまでの治療をすべて中止する、である。私が以前勤務した淀川キリスト教病院では、それぞれ「積極的医療」、「制限的医療」、「緩和的医療」、「看取りの医療」と命名し、それぞれの医療分野が今後の大切な医療と位置づけ、患者の最善の利益に基づいて治療選択ができることが重要であると考えている[34]。

七　臨床倫理学の実際

(1)　淀川キリスト教病院のガイドライン（倫理的許容範囲）

表2は、淀川キリスト教病院の倫理的・医学的意志決定のためのガイドラインで、医療チームの倫理的許容範囲を示したものである[35]。重症仮死、低酸素性虚血性脳症、重度脳室内出血、重度奇形に関しては、法的代理人である家族の希望があれば、それ以上の侵襲的介入を差し控えま

表２　淀川キリスト教病院における倫理的、医学的意思決定のための
ガイドライン　＜倫理的許容範囲＞(34)

１）重症仮死（Asphyxia）：出生後の蘇生	
10－20分アプガー点数：０点	Class D
30分以上自発呼吸（－）	
２）重度低酸素性虚血性脳症（HIE）	
脳死	Class D
広汎性脳壊死	Class C（D）
３）重度脳室内出血（IVH）	
IVH４度	Class C（D）
４）重度奇形（Severe malformation）	
無脳児	Class D
ポッター症候群	Class C（D）
E,Dトリソミー	Class C（D）
その他の致死的奇形	Class C（D）

（淀川キリスト教病院NICU、1998、一部改訂）

たは中止する緩和的医療（Class C）や看取りの医療（Class D）までを医療チームの倫理的許容範囲とし、Family-centered careを専門的に支援することとした。このガイドラインは、倫理委員会で二年間多面的に検討し、一九九八年の倫理委員会で承認された。そして「緩和的医療」および「看取りの医療」の具体的な対応を下記のようにした。

【緩和的医療】 Class C

現在行っている以上の（侵襲的）治療は加えないで、その「生命力に」に委ねる。ただし最高の看護に徹し、家族との時間を最大限大切にする。同時に痛み、不安、痙攣などの苦痛を与える症状については積極的な緩和的治療（鎮痛薬、鎮静薬、抗痙攣薬の処方）を行う。心停止時は蘇生しない（DNR）で、「自然経過」に委ねる。ただしこの状態であらゆる治療から脱して生存した場合、とくに人工呼吸器からの離脱ができた場合、患児の生命力としてその生を最大限サポートする。

【看取りの医療】Class D

現在行っている人工呼吸器を含むすべての医療を「過剰医療」として中止し、「自然経過」に委ねる。あらゆる医学的介入を中止し、両親の手元に患児を返し、抱っこしてもらって十分スキンシップを取りながら大事な「看取りの時」をもってもらう。できれば家族全員（祖父母、兄弟姉妹）に患児とともに一定の時間を十分納得がいくまで過ごしてもらい、看取りの場にも立ち会ってもらう。家族が希望すれば、牧師その他、家族が希望する宗教家に立ち会ってもらい、最後の大切な「別れの儀式」の時をもってもらう。

ただしこの場合、とくに家族が安らかな看取りを希望し、児の状態が悪化し、死が免れないと判断した時、適応する。

(2) 倫理的・医学的意思決定のプロセス

臨床の現場では、「こどもの最善の利益」を中心に法的代理人である両親と医療チーム（複数医師、看護師、ソーシャルワーカや臨床心理士など）が協働意思決定（Shared decision-making）することが、倫理的・医学的意思決定の大原則となる。決定のプロセスには、①複数医師による回復不可能の科学的判断、②こどもの「最善の利益」を基にした医療チームと法的代理人である家族との話し合い、③その結果医療チームの判断と家族の希望が一致する場合、家族の希望を最大限尊重するFamily-centered careを専門的に支える医療を行う。医的侵襲の差し控え・中止を決定する場合、障害児の切り捨てにならないか、それとも過剰な医療からの解放かの検討が必要である。④医療チームの方針と家族の希望が異なる場合、倫理委員会での法的対応を含めた検討が必要である[36]（図1）。こうした倫理的意思決定の話し合いを「こどもの最善の利益」を中心に家族と率直に行うようになって、末期の積極

図1　NICUにおける倫理的・医学的意思決定のプロセス(36)

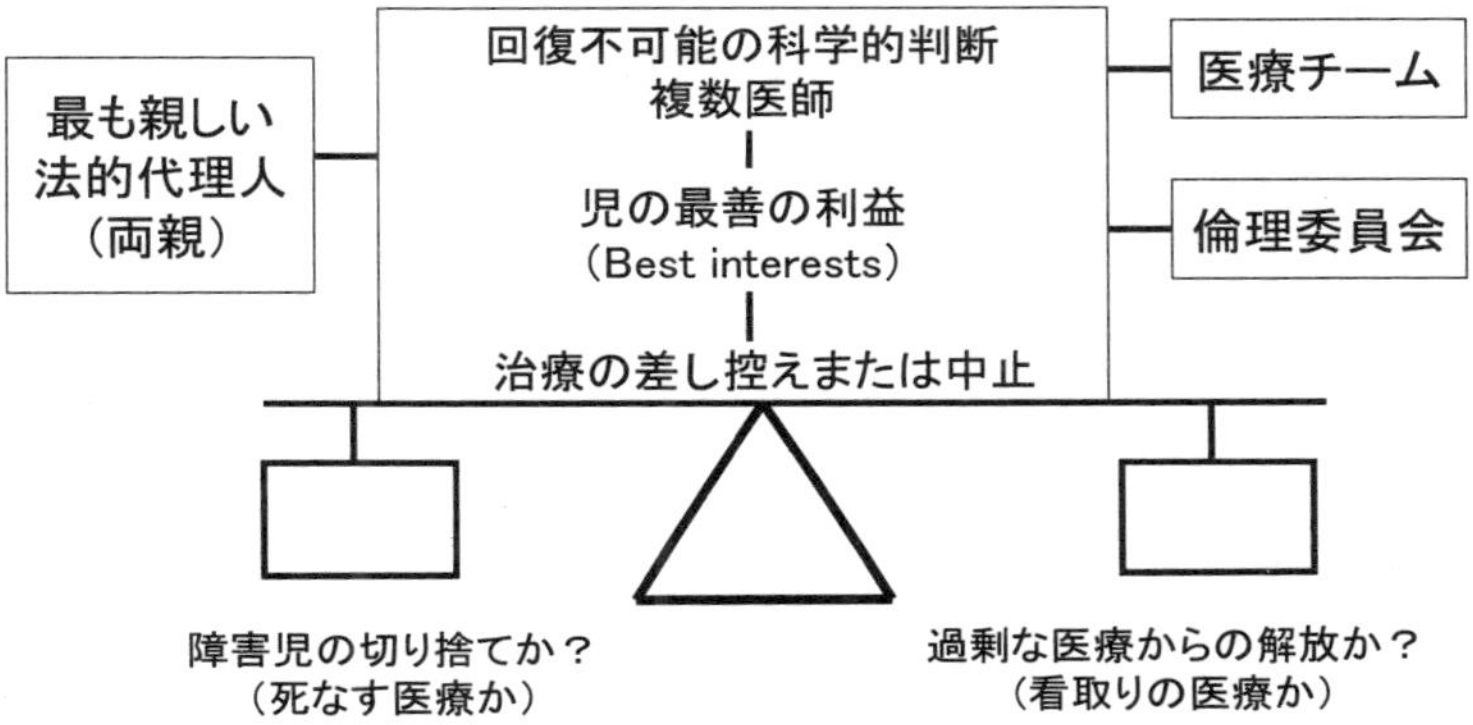

的医療の割合は年々減少し、緩和的医療や看取りの医療の適応が増加した。とくに一九九八年の淀川キリスト教病院の倫理的許容範囲を示したガイドライン作成後、最期はほとんどが緩和的医療や看取りの医療を適応している。一方それと同時に、最期に両親、とくに母親が患児を抱っこして看取る率が著明に増加した[37]。

この決定プロセスは、後述の厚生労働省の「終末期医療の決定プロセスに関するガイドライン」(二〇〇七年)[38]に結果的に沿ったものであった。

(3) 重篤な疾患をもつ新生児の医療をめぐる話し合いのガイドライン

二〇〇二年成育医療研究班(主任研究者=田村正徳、分担研究者=仁志田博司、船戸正久、玉井真理子、池田一成)では、「重篤な疾患を持つ新生児の医療をめぐる話し合いのガイドライン」の報告書を作成した[39]。また玉井分担班では、「新生児医療におけるいわゆる治療拒否に対応するための資料集」[40]を、船戸分担班では、「NICUにおける緩和的ケア——赤ちゃんとご家族に対する医療従事者の配慮」[41]という報告書を作成し公表した。

この話し合いのガイドラインは、治療の差し控え・中止の手順を含め一〇の項目からなっている。その基本的な考え方は、「こどもの最善の利益」を中心に、医療チームと家族が情報を共有し、予後の見通しから共に最適な医療の選択をすることである（このガイドラインも基本的に厚生労働省のガイドラインの協働意思決定（Shared decision-making）の精神に基づいている）。その結果選択的に過剰な侵襲的治療の制限や停止がなされ、「緩和的医療」や「看取りの医療」の適応がなされる場合もありうる。この場合児と家族を中心としたFamily-centered careの専門的サポートが重要となる。その基本は、一人の人間として児の誕生を祝福すると同時に、「命をいつくしむ医療」を土台とすることである。

（4）法的解釈

それでは、治療の差し控えまたは中止の法的解釈はどのようなものであろうか。下記のような公的な判例と厚生労働省のガイドラインがある。

1　通常の医療行為の中止による患者の自然死のための要件

一九九五年横浜地方裁判所公判にて松浦繁裁判長が「通常の医療行為の中止による患者の自然死のための要件」を提示した[42]。（1）回復の見込みがない死が避けられない末期状態（単なる延命治療の回避）「死に結びつくような行為ならば、まさに死が迫った段階に至ってはじめて中止が許される」、（2）患者の自己決定の尊重（インフォームド・コンセントの重視）「治療行為の中止を求める患者の意思表示があり、それも治療行為の中止を行う時点で表示されることが必要である」、（3）治療行為の対象（中止の対象措置）「医学的にはもはや無意味であるとの適正さを判断し、自然の死を迎えさせるという目的に沿って決定されるべきである」さらに「通常の医療行為の範疇での医療の中止の対象となる措置」として、「薬物投与、化学療法、人工透析、人工呼吸器、輸液、栄養、水分補給など、疾病を治療するための治療措置、さらに生命維持のための治療措置などすべてが対象となる。どのような措置を何時中止するかは、死期の切迫程度、当該措置の中止による死期への影響の程度などを考慮して決定される」と述べている。

その基本的な考え方は、意味のない治療を打ち切って人間としての尊厳性を保って自然死を迎えたいという「患者の自己決定権の理論」と、そうした意味のない治療行為まで行うことはもはや義務ではないとする「医師の治療義務の限界」を根拠に、一定の要件を満たす場合に治療中止することは「通常の医療行為の範疇」として許容される、とするものである。この場合、自己決定権を第一とするが、患者の事前の意思表示がない場合、患者自身をもっともよく知る家族による「推定意思の表示」でも許されるとしている。

2　終末期医療の決定プロセスに関するガイドライン

二〇〇七年五月、厚生労働省は、「終末期医療の決定プロセスに関するガイドライン」を発表した[43]。終末期医療及びケアの方針の決定手続きとして（1）患者の意思確認ができる場合、（2）患者の意思確認ができない場合、（3）複数の専門家からなる委員会の設置を述べている。とくに患者の意思確認ができない場合には、次のような手順により、医療・ケアチームの中で慎重な判断を行う必要があるとしている。その基本精神が、患者の最善の利益を土台とした家族と医療チームによるShared decision-making（協働意思決定）である。

①家族が患者の意思を推定できる場合には、その推定意思を尊重し、患者にとっての最善の治療方針をとることを基本とする。

②家族が患者の意思を推定できない場合には、患者にとって何が最善であるか家族と十分に話し合い、患者にとっての最善の治療方針をとることを基本とする。

③家族がいない場合及び家族が判断を医療・ケアチームに委ねる場合には、患者にとっての最善の治療方針をとることを基本とする。

(5)「治療拒否」はありうるか

それでは果たして法的代理者である両親による「治療拒否」はありうるのか。治療拒否ではなく、治療選択ではないかという疑問が残る。(44)

1 「通常でない治療」(Extraordinary treatment)の場合

選択の余地がある治療(Optional treatment)と考えられる。(45) この場合両親(法的代理人)による治療選択が許容され、とくに傷害行為に当たる「侵襲的治療の非選択」について医療チームが許容し、同時にそれに代わる「非侵襲的代替治療の導入」、「緩和ケアの導入」の検討が必要となる。その場合医療チーム(NICUチーム、緩和ケア・チーム、在宅支援チーム、在宅ホスピス・チーム等)によるFamily-centered careの専門的支援(Total care support)が重要となる。

2 「通常の治療」（Ordinary treatment）の場合

必ず行うべき治療（Obligatory treatment）と考えられる。[46] たとえ侵襲的治療（傷害行為）であっても正当性があり、一般的に治療することが通常と考えられる。積極的（侵襲的）治療に対するIC（インフォームド・コンセント）が得られず、医療チームの倫理的許容範囲を越える場合、「治療拒否」となる可能性がある。その場合倫理委員会で多面的に検討の上、法的手段（児童相談所・裁判所など）も検討する必要がある。その他倫理コンサルテーションなども利用できる可能性がある。ただし「侵襲的治療を拒否しても、人間としての愛情深いケアを拒否する両親は誰もいない」という事実を医療従事者はしっかりと認識する必要がある。

(6) End of life care（エンド・オブ・ライフ・ケア）

1 家族が願う子どもと家族のTotal Care

田中千鶴子氏（昭和大学保健医療学部看護学科）は、二〇〇八年一二月第六回日本小児科学会倫理委員会公開フォーラムにおいて「家族が願う子どもと家族のTotal Care」という講演をし、「光と影の輝きについて」という詩を紹介した。

「光が当たらなければ影はできない。光が当たると影ができ、光が強ければ強いほど　濃い影になる。光が多方から当たると影はできない。それ自体が輝いていれば影はできない。」

果たして影のできない光の医療をどのように作ることができるのか。死をタブー化せず事実を直視して、「こどもの最善の利益」を中心に多職種が多面的に光を当てることにより、影のない医療、そのいのち自体が輝き出るような医療の研究が必要となる。

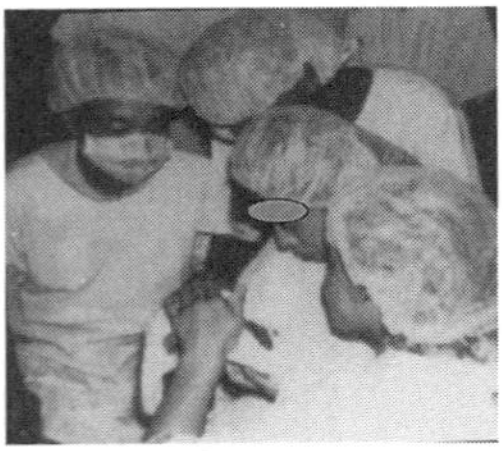

図2a
母親の胸での看取り(2)
(両親、祖父母と共に)

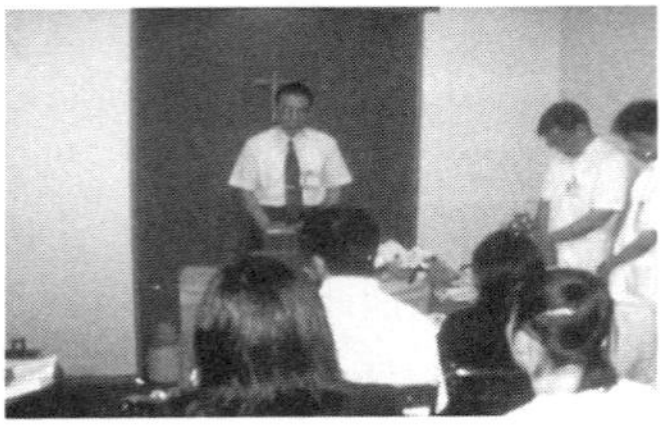

図2b
キリスト教式の
お別れ会の様子(48)

2　おくりびと（納棺師）

日本映画の「おくりびと」（監督滝田洋二郎、二〇〇八年）がアカデミー賞（外国語映画賞）を受賞し、多くの人々に感銘を与えた。田中千鶴子氏（昭和大学保健医療学部）は、「看取りの医療は家族が再び歩み出すための最後のかけがえない贈り物作りの時でもあります」と述べている。私たちも今までの経験から、「死をタブー化して悪い出来事にしてはならない」ということを強く思う。

3　看取りのケア

図2aは、B病院での母親の胸での看取りの場面である。[47] 患児は双胎の超早産児で重度の脳室内出血のために徐々に血圧が低下し末期状態となった。両親は患児の死を覚悟し、祖父母と共に最期のお別れのために来院した。最期は看取りの医療を適応し、母親の胸の中で牧師の祈りの中召天した。その間母親は

児を抱っこしながら看護師と共に児の思い出を語り合い、涙の中で笑顔も見られた。そして愛する児を囲んで家族写真を撮りたいとのことでカメラを持参して、職員に写真を撮ることを依頼した。母親に抱っこされた患児は、両親・祖父母に囲まれて家族写真の中に収まった。このことを切っ掛けに淀川キリスト教病院でも、看取りの場面で家族写真を希望するか聞くようになった。ある大学病院では、看護スタッフが亡くなった赤ちゃんを抱っこさせてもらい、一緒に赤ちゃんが生きた証しの記念写真を撮っているという。

図2bは、淀川キリスト教病院で希望者に行っているキリスト教式のお別れ会の様子である。[48] 今までであれば闇に葬られたかもしれない小さないのちのために、家族・親族と共にケアに携わった多くのNICUの医師・研修医・看護師が参加してグリーフ（悲嘆）を共有する大切な時である。このお別れ会は、死後の大切な家族に対するグリーフワークの一つとなる。また二〇〇五年から年一回「和み会」という遺族の会を開催している。ここにはその前の年一年の間にNICUで亡くなった子どもの家族が集まり、臨床心理士のガイドのもとに愛する赤ちゃんの思い出を共有したNICUスタッフと語り合い、同じ境遇の家族とグリーフを共に分かち合う大切な時間となっている。他の病院でもこのようにグリーフケアに対する医療従事者の関心も徐々に増しつつある。

また生命予後不良といわれる児の在宅でのケアの支援も多くの病院で行われるようになっている。将来は英国のように在宅ホスピスケア・チームが専門的支援ができる体制になれば、在宅での安らかな看取りも可能となるかもしれない。

4　屋上にある霊安室

また、神奈川子ども医療センターでは屋上に霊安室を設置している。[49] 今までの常識を破り、地下の暗い場所ではなく、富士山の見える一番見通しの良い明るい場所である。私は、死を悪いこととして地下の霊安室に安置され、病院の裏玄関から何か悪いことをしたようなかたちで遺体が搬送されることにいつも大きな抵抗感があった。これらの児は、NICUでのいのちの戦いを戦い抜き、天に召された勇士である。この子はこんな素晴らしい戦いを戦い抜いたと、堂々と玄関から行進して送り出せる世の中になればよいといつも思う。

(7) 医療における「三つのC」と「二・五人称」の視点

1 医療における「三つのC」

本来医療には「三つのC」(Cure, Care, Core) がある。すなわち、Cureは治療、治癒、Careは看護、ケア、そしてCoreは哲学、宗教、人生観、死生観である。もし子どもの「最善の利益」を中心に、Core部分の倫理や愛情が医療チームと家族で一致できるのであれば、Cureが中心であろうが、Careが中心であろうが、児を大切にすることに大きな違いはないと思われる。[50] その土台は、「いのちを慈しむ医療」「いのちに寄り添う医療」である。このことと関係して、医療従事者がぜひ知っておかねばならないことは、Cure部分は医師しか関与できないが、Care部分は看護師だけでなく、家族が直接愛情をもって関与できるという事実である。

2 「二・五人称」の視点

ノンフィクション作家柳田邦男氏は、医療における「二・五人称」の視点を提言している。[51]

「この一人称(本人)、二人称(家族)からの視点が抱える思いを大切にしなければならないのは、もちろんですが、時に感情に偏りがちです。だから、客観性と合理性を持つ冷静な三人称（専門家）の視点が必要なのですが、往々にしてひとごとのように、ことを処理しがちです。相手に寄り添う心遣いをもちながら、専門的職業人の勤めもこなす。そんな、ぬくもりもある『二・五人称の視点』が大切だし、社会を変えると考えるわけです。」

医療従事者である専門家が、自分の子どもであればどのような最善の医療をしてあげたいか、家族と共に話し合い悩みながら、良きパートナとして家族に寄り添いながら決定する過程がもっとも大切であることを指摘している。また聖書の黄金律には、「人にしてもらいたいと思うことを、人にもしなさい」（ルカによる福音書６・31）という有名な言葉がある。医療の原点は、まさに「As your family」であり、専門的視点をもった医療チームが、自分の愛する子どもであればどのようにしてあげたいか、という視点で家族と共に考える過程が重要である。

八　小児医療の最大テーマ

現在小児医療の最大テーマは、とくに「自分で意思表示ができないこどもの人権と尊厳をいかに守るか」ということである。とくに生命予後不良な子どもにとって「最善の医療とは何か？」――「いのちの輝きを支える医療とは？」、「安らかな看取りを支える医療とは？」が医療者・非医療者にかかわらず私たちすべてに鋭く問われている。今後すべての医学部・看護学部の必須教育として、「臨床倫理学」・「緩和ケア」の基礎講座を導入することが重要である。それらの基礎教育が技術偏重の日本の医療を変える土台となると思われる。

この問いに対する一つの回答として、「人工呼吸器の子らを戸外へ、家族の下へ」(『朝日新聞』、一九八八年七月一七日、日曜版)、「在宅換気療法に行政援助を」(『朝日新聞』、一九九一年三月六日)や「「看取り医療」認める」(一面)、「母の胸　最期のぬくもり」(三面)(『毎日新聞』一九九八年一一月三〇日)などを公表し、社会に問うてきた。また二〇一〇年の学会開催の機会に『医療従事者と家族のための小児在宅医療支援マニュアル(改訂版)』[52](船戸正久・高田哲編著、執筆者三〇名、メディカ出版、二〇一〇年)と『新生児・小児医療に関わる人のための看取りの医療』[53](船戸正久編著、執筆者一六名、診断と治療社、東京、二〇一〇年)を発刊した。これらの分野は、まさに第一線の医療現場から悩みながら出てきた新しい学問分野である。

とくに『新生児・小児医療に関わる人のための看取りの医療』は、こどもの看取りをタブー化せずに真正面から取り上げた。その内容は、第1章：新生児医療の進歩と生命倫理の課題(船戸正久)、第2章：新生児医療の倫理とナラティブ・ベースド・メディシン(堀内勁)、第3章：NICUにおける緩和ケア・看取りの医療の実際(和田浩)、第4章：小児がん患者における終末期ケア・看取りの医療の実際(細谷亮太)、第5章：家族へのグリーフケアの実際(関和夫)、第6章：看取りの医療における各専門職の役割、1．医師の役割(和田和子)、2．看護師の役割(井上みゆき)、3．臨床心理士の役割(橋本洋子)、4．宗教者の役割(窪寺俊之)、第7章：家族が望む看取りの医療とグリーフケア(坂下裕子)、第8章：倫理学の立場から見た看取りの医療(宮坂道夫)、第9章：治療を選択する権利と法的根拠(甲斐克典)、さらにコラムとして今後トッピクスとなる1．胎児緩和ケア(fetal palliative care)の紹介(船戸正久)、2．PICU(小児集中治療室)における侵襲的治療の選択と緩和ケアの今後(阪井裕一)、【参考】小児の脳死判定と看取りの医療(船戸正久)、3．重症心身障害医療における侵襲的治療の選択と緩和ケア(山田美智子)、4．子どものホスピスと緩和ケア(多田羅竜平)、参考資料から構成されている。

興味のある方はぜひご参照願いたい。

前述したように、今NICUでは、母親の胸で家族に囲まれて「Family Room」で看取られることが多くなった。本人の写真だけでなく家族や職員と一緒に記念写真を撮る施設も増えつつある。またお別れ会や遺族会の開催、霊安室を地下ではなく屋上に設置する施設もできるなど、グリーフケアへの関心も高まっている。このように死をタブー化せず、新生児を一人の人間（人格）としてその人権と尊厳を支えるさまざまな研究がなされるようになってきた。新生児の死は忌むべき出来事として闇に葬っていた時代と比較して格段の違いである。「こどもの死は悲しいつらい出来事であることに違いはないが、決して悪い出来事としてタブー化してはならない」、というのが私たちの確信である。今後「看取りのケア」も多方面からもっと研究され、子どもと家族を支える多くの専門的な光が当たることによって「光の医療」になることを心から希望する。

謝辞

最後に下記の共同研究者、厚生労働省・成育医療研究班の班員、その他協力者の方々に心から感謝する。

◇共同研究者

玉井普、鍋谷まこと、和田浩、西原正人、川野克子、高尾恭子、宮田亜紀（淀川キリスト教病院）、島田誠一（日本バプテスト病院）

◇成育医療研究班（二〇〇二―二〇〇四）：主任研究者：田村正徳（埼玉医科大学）

仁志田博司（東京女子医大）、池田一成（慶応大学）、玉井真理子（信州大学）、他

◇分担研究班（二〇〇二―二〇〇四）：分担研究者：船戸正久（淀川キリスト教病院）
竹内徹、北島博之、平野慎也（大阪府立母子保健総合医療センター）、和田和子（大阪大学）、竹中まりな（聖隷三方原病院）、千代豪昭和（大阪府立看護大学）、窪寺俊之（関西学院大学）、橋本洋子（聖マリアンナ大学）、岡田由美子（加古川市民病院）、大和田摂子（神戸松蔭女子大学）、坂下裕子（小さないのち）
◇厚生労働省精神・神経疾患研究班（二〇〇七―二〇〇八）：主任研究者：佐々木征行（国立精神・神経センター）
山田美智子（神奈川県立こども医療センター）、宮坂道夫（新潟大学）、松田一郎（北海道医療大学）、他
◇成育医療研究班（二〇〇九―二〇一〇）：主任研究者：阪井裕一（国立成育医療研究センター）
西畠信（総合鹿児島生協病院）、多田羅竜平（大阪市立総合医療センター）、会田薫子（東京大学）、伊藤龍子（国立看護大学）、白石裕子（日本看護協会）、甲斐克則（早稲田大学）、河原直人（早稲田大学）、他
◇その他協力者
堀内勤（聖マリアンナ医科大学）、細谷亮太（聖路加国際病院）、掛江直子（国立成育医療研究センター）、他
（敬称略）

注

（1）船戸正久「End of life care, 看取りの医療」『小児科診療』75（7）、二〇一二年、一一七三―一一八〇頁。
（2）船戸正久「臨床倫理学の基本的考え方――胎児・新生児の人権と尊厳をどのように守るか?」『日本未熟児新生児

学会雑誌』23（1）、二〇一二年、一六―二四頁。
（3）船戸正久編『新生児・小児医療にかかわる人のための看取りの医療』診断と治療社、二〇一〇年。
（4）すべての嬰児は神がまだ人間に絶望してはいないというメッセージをたずさえて生れて来る。『新編　タゴール詩集』山室静訳、弥生書房、世界の詩39、一九七四年、七八頁。
（5）船戸正久「子育ての基本――愛情の四原則（Myオピニオン）」『チャイルドヘルス』13（11）、二〇一一年、二頁。
（6）阿南慈子『ありがとう、あなたへ』思文閣出版、二〇〇一年。
（7）松田一郎「障害新生児の生命倫理――アメリカでのBaby Doe, Baby K問題を巡って」『日本新生児学会雑誌』35、一九九九年、六五一―六五五頁。
（8）内村鑑三『聖書之研究』一九三〇年一月。
（9）河邑厚徳、林由香里『チベット死者の書――仏典に秘められた死と転生』日本放送出版協会、一九九五年、はじめに。
（10）マーシャル・H・クラウス、ジョン・H・ケネル、竹内徹・柏木哲夫訳『母と子のきずな――母子関係の原点を探る』医学書院、一九七九年。Klaus, M.H. & Kennel, J.H., *Maternal-infant bonding*, 1976.
（11）マーシャル・H・クラウス、ジョン・H・ケネル、フィリス・H・クラウス著竹内徹訳『親と子のきずなはどうつくられるか』医学書院、二〇〇一年。Klaus, M.H., Kennel, J.H., & Klaus, P.H., *Bonding: Building the Foundations of Secure Attachment and Independence*, 1996.
（12）前掲『母と子のきずな』（注10）、三〇六頁。
（13）船戸前掲論文（注1）、二七四―二七五頁。
（14）ロバート・F・ワイアー、高木俊一郎、高木俊治監訳『障害新生児の生命倫理――選択的治療停止をめぐって』学苑社、一九九一年。Robert F. Weir, *Selective non-treatment of handicapped newborns: moral dilemmas in neonatal medicine*, Oxford University Pres, 1984.

(15) カレン裁判、一九七六年三月三一日判決。
(16) 船戸正久「重症染色体異常を伴った小児の治療方針（1）」『小児外科』40（10）、二〇〇八年、一一三三—一一三七頁。
(17) 古庄知巳「13トリソミー、18トリソミーの予後」『小児外科』40（10）、二〇〇八年、一一二六—一一三二頁。
(18) 船戸前掲論文（注2）。
(19) Wilkinson, A.R., Ahluwalia, J., Cole, A., et al., Management of babies born extremely preterm less than 26 weeks of gestation: a framework for clinical practice at the time of birth. *Archives of Dsease in Childhood*, 2009; 94(1): F2-5.
(20) 中村隆「医療事故の防止——訴訟事例から学ぶ」『淀川キリスト教病院講演資料』二〇〇七年、一〇月一二日。
(21) 同上。
(22) 船戸前掲論文（注2）、船戸正久「新生児の緩和ケア（総説）」『日本小児学会誌』116（1）、二〇一二年、一—九頁。
(23) Bioethics Committee, Canadian Paediatric Society, Treatment decisions for infants and children, *Canadian Medical Association Journal*, 1986; 135: 447-448.
(24) Berry, R.J.editor, *Real Scientists, Real Faith*. Monash Books, Oxford UK, 2009.
(25) Leuthner, S.R., Fetal palliative care. *Clinics in Perinatology* 2004; 31: 649-665.
(26) Breeze, A.C.G., et al., Palliative care for prenatally diagnosed lethal fetal abnormality. *Archives of Dsease in Childhood - Fetal and Neomatal Edition*. 2007; 92: F56-58.
(27) 船戸正久、玉井普、和田浩、他「胎児緩和ケア（fetal palliative care）の紹介」『日本周産期・新生児学会雑誌』44（4）、二〇〇八年、九二〇—九二四頁。
(28) Victor, Yu, "Ethical Medical Decision-Making and Compassionate Care in the NICU."『日本未熟児新生児学会誌』

22（3）、二〇一〇年、八二―八四頁。

（29）船戸正久「小児の脳死判定と看取りの医療」『日本小児救急医学会誌』9（1）、二〇一〇年、九―一五頁。

（30）宮坂道夫『医療倫理学の方法――原則・手順・ナラティブ』医学書院、二〇〇五年。

（31）Schneiderman, L.J., Spragg, R.G., Ethical decisions in discontinuing mechanical ventilation. *New England Journal of Medicine*, 1988; 318: 984-988.

（32）Committee of Bioethics, American Academy of Pediatrics: Guidelines on forgoing life-sustaining medical treatment. *Pediatrics*, 1994; 93: 532-536.

（33）仁志田博司、山田多佳子、新井敏彦「新生児医療における倫理的観点からの意志決定（Medical Decision Making）」『日本新生児学会誌』23、一九八七年、三三七―三四一頁。

（34）船戸正久「赤ちゃんの看取りの医療――淀川キリスト教病院における倫理的・医学的意志決定のガイドライン」『日本新生児看護学会誌』7、二〇〇〇年、二―一四頁。

（35）同上。

（36）船戸正久「「命をいつくしむ医療」を求めて」『日本重症心身障害学会誌』29（1）、二〇〇四年、四五―五〇頁。

（37）船戸正久「新生児医療の進歩と生命倫理」『小児保健研究』69（2）、二〇一〇年、一八九―一九四頁。

（38）厚生労働省「終末期医療の決定プロセスに関するガイドライン（二〇〇七年）」<http://www.mhlw.go.jp/shingi/2007/05/s0521-11.html>（2012/11/20）

（39）田村正徳（主任研究者）「重篤な疾患を持つ新生児の医療をめぐる話し合いのガイドライン」『厚生労働省・成育医療研究事業「重症障害新生児医療のガイドライン及びハイリスク新生児の診断システムに関する総合的研究」平成16年報告書』二〇〇四年。

（40）玉井真理子（分担研究）「新生児医療におけるいわゆる治療拒否に対応するための資料集」『厚生労働省・成育医療研究事業「重症障害新生児医療のガイドライン及びハイリスク新生児の診断システムに関する総合的研究」（主任研

究者：田村正徳）平成15年報告書』二〇〇三年。
(41) 船戸正久（分担研究）「NICUにおける緩和的ケア——赤ちゃんとご家族に対する医療従事者の配慮」『厚生労働省・成育医療研究事業「重症障害新生児医療のガイドライン及びハイリスク新生児の診断システムに関する総合的研究」（主任研究者：田村正徳）、分担研究「重症傷害新生児医療のガイドライン作成のための基礎研究——重症新生児の予後予測と緩和的医療の研究」平成16年報告書』二〇〇四年。
(42) 松浦繁「特報・東海大安楽死事件」『判例タイムズ』877号、一九九五年、一四八—一六二頁。
(43) 厚生労働省ガイドライン（注38）。
(44) 船戸前掲論文（注2）。
(45) ワイアー前掲書（注14）。
(46) 同上。
(47) 船戸前掲論文（注2）。
(48) 和田浩、玉井普、船戸正久「看取りのケア」『Neonatal Care』二〇〇二年春季増刊号、一七五—一八〇頁。
(49) 船戸前掲論文（注2）。
(50) 船戸前掲論文（注34）。
(51) 柳田邦男『「人生の答」の出し方』新潮社、二〇〇六年。
(52) 船戸正久、高田哲編著『医療従事者と家族のための小児在宅医療支援マニュアル（改訂2版）』メディカ出版、二〇一〇年。
(53) 船戸前掲書（注3）。

II

臨床知に学ぶ

緩和ケアをどのように進めるか
——基本的ケアとスピリチュアルケアの力——

河　正子

一　はじめに

(1) 緩和ケアの目指すもの——WHO（世界保健機関）の指針

ホスピス・緩和ケア臨床でケアに携わる者が常に立ち返る指針はWHO（二〇〇二年）による定義です。「緩和ケアとは、生命を脅かす疾患による問題に直面している患者とその家族に対して、痛みやその他の身体的問題、心理社会的問題、スピリチュアルな問題を早期に発見し、的確なアセスメントと対処（治療・処置）を行うことによって、苦しみを予防し、和らげることで、クオリティ・オブ・ライフを改善するアプローチである。（日本ホスピス緩和ケア協会訳）」[1] これが個々の患者さんに提供しようとするケアの基本です。

(2) 平和な死への期待

ホスピスで働くなかで私がもう一つ基盤と考えていたのは、看護を学習するものが必ず習う、V・ヘンダーソン（Virginia Henderson）という、看護実践家であり理論家でもある方の看護の定義です。(2) その定義には、「看護婦は人々の健康生活や健康の回復を手助けするだけではなく、平和な死への道をも手助けする」という内容があります。看護の対象者自身が自分の力でできるのであれば手助けの必要はないけれども、できない場合に足りないところを手助けすると述べています。ホスピスで私が実践したかったのは「平和な死への道を手助けすること」でした。

二　ホスピス緩和ケア臨床からの学び

(1) ケアと調査から学んだこと

1　ケアチームの状況

ホスピス緩和ケアはチームで行うということを大事にしていますので、医師、看護師に加えて多職種合同のカンファレンスをよく行います。ソーシャルワーカー、音楽療法士、チャプレン（宗教的なかかわりをする）、など、多職種のメンバーが話し合います。毎朝夜勤ナースからの申し送りを一緒に聞くというかたちも取っています。職員、医療者とともに大きな働きをしているのがボランティアの方です。日替わりで、一日の中で常時二人くらいが患者さんの生活のさまざまなお手伝いをしてくださっています。

図１　死亡前30日の生活活動推移
（低下割合の累積）　　（60例）

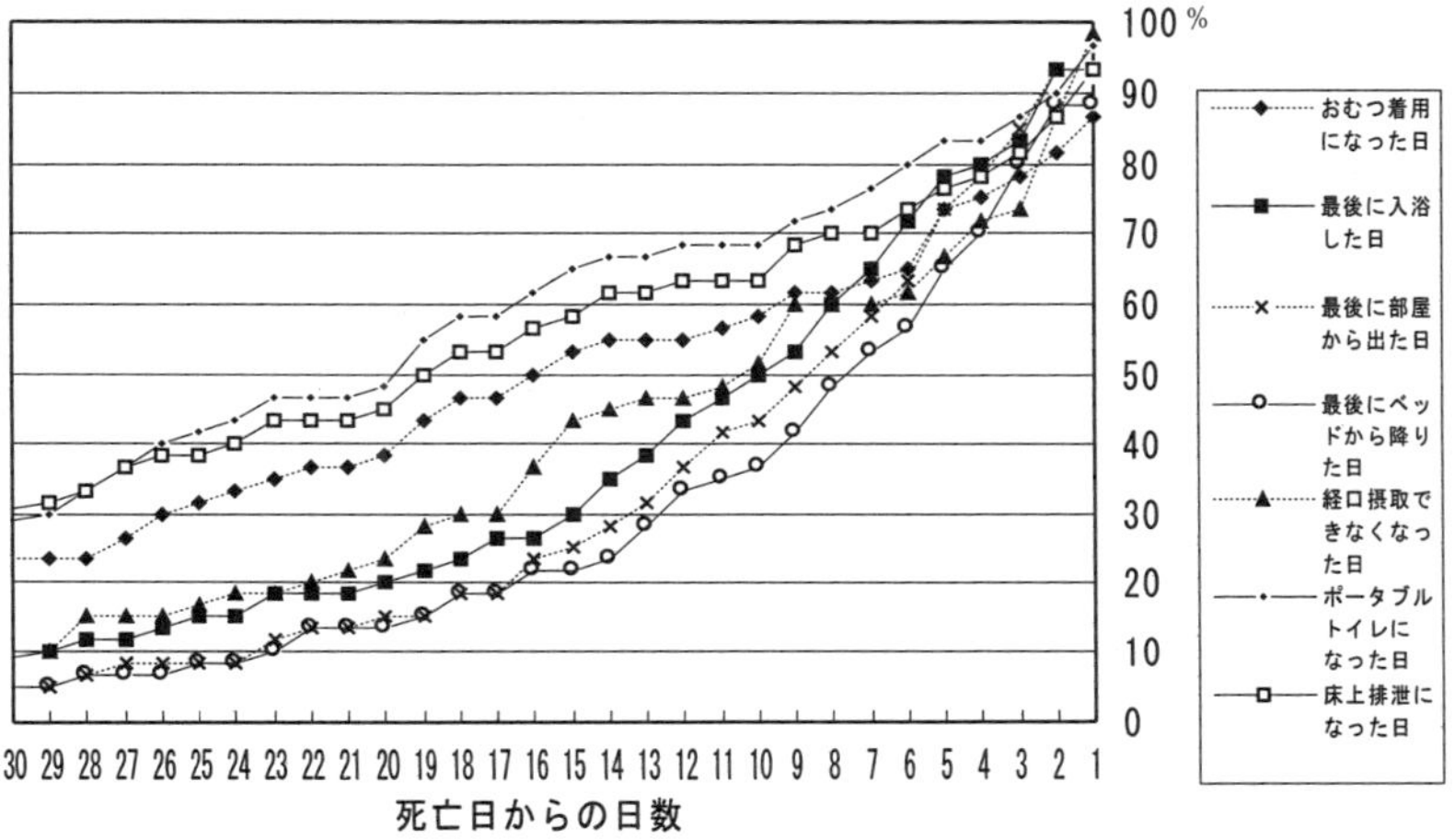

(Kawa, M., et al., "Physical state and psychological expression of terminally ill patients with cancer in a palliative care unit". *Japanese Journal of Clinical Thanatology* 7（2002）より改編)

２　患者さんの状況

死への過程で経験される苦痛の実態について、ホスピス入院終末期がん患者を対象とした調査によると、身体症状については、痛みをはじめとする多様な症状が死亡前二カ月の間に出現していることがわかります[3]。私たちの行った病歴調査では、日常生活面では死亡前三〇日間に、排泄、移動、清潔などの自立が損なわれ、苦痛につながっていく様子がうかがえました[4]（図１）。この調査ではホスピス入院患者の入院から死亡までの心理表現の図示も試みました。その一例（四〇代女性）を図２で示します。入院時（横軸１〜３日時点）には「ここで静かに死んで行ける」と、肯定的（縦軸、プラス１〜３）発言がみられましたが、数日後には静かな環境がかえってつらくなり、「寂しい」と訴えられました（マイナス１〜３）。気分転換を図るケアによって若干好転しましたが、怒りの感情が若い看護師たちのケアに対して噴出されるようになったため（マイナス１

図２　病歴調査から：否定的な気持ちが支配的な例

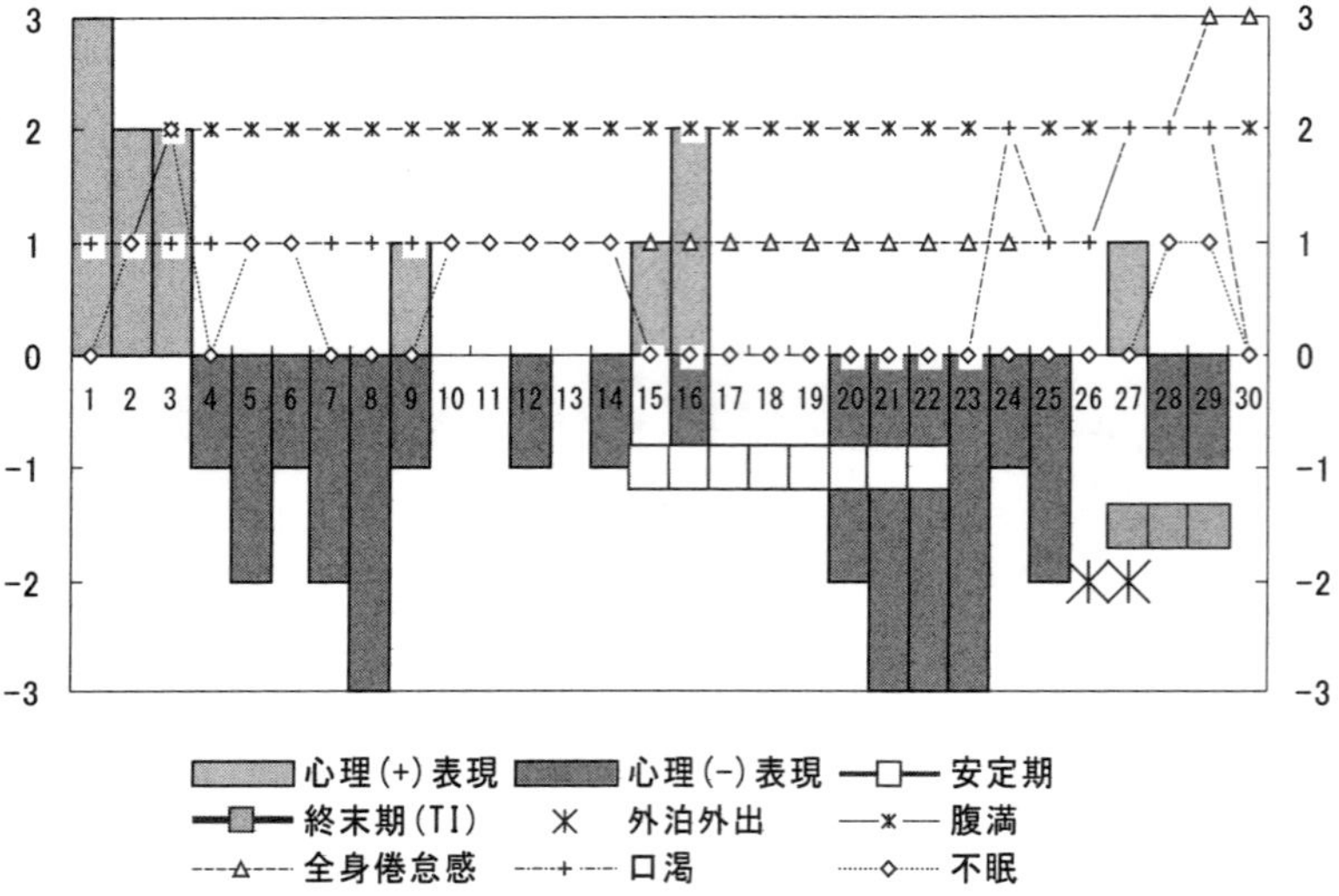

（Kawa, M., et al., "Physical state and psychological expression of terminally ill patients with cancer in a palliative care unit". *Japanese Journal of Clinical Thanatology* 7（2002）より改編）

図３　基本的看護の構成要素

1. 正常な呼吸	8. 身体の清潔保持
2. 適切な飲食	9. 危険を避ける
3. 排泄	10. 感情表現、コミュニケーション
4. 身体の位置、姿勢	11. 信仰に準じた礼拝
5. 睡眠と休息	12. 達成感をもたらす仕事
6. 衣類の選択、着脱	13. レクリエーション
7. 体温を生理的範囲内に維持	14. 学習

（ヴァージニア・ヘンダーソン『看護の基本となるもの』湯槇ます、小玉香津子訳、日本看護協会出版会、1961年より作成）

〜3)、一度自宅への短期間の外泊を試みました。自分の日常生活の場に戻って過ごしてみて、ようやく自分の病状の深刻さ、死の近いことを納得して帰院され、まもなく死を迎えました(三〇日時点)。この女性のように、死への過程では精神面の揺れがみとめられることが多くあります。

これらの調査結果から、死を前にした方たちは身体的苦痛増強や日常生活の自立が狭まる状況にあって、精神的に揺れ動きながらも何とか生きようとされているといえるでしょう。

3 ケアをとおしての学び

そういう方々と接して初期のころに学んだのは、次のようなことでした。

専門職として苦痛症状マネジメントに最大限の努力を払う

看護の基本は変わらない——ヘンダーソンの基本となる一四項目[5](図3)の大切さ

普通の人としての感じ方、考え方を失わないで本人の意向を尊重する

チームでかかわる意義——多様な人が知恵を合わせてケアにあたる・支え合う

解決できないことはたくさんある

緩和ケアの専門職は、苦痛症状緩和に最大限の努力を払わなくてはなりません。苦痛が強ければ、苦痛の中に閉じこもって他に目を向けられない時間を過ごすことになり、そこからの発展がなくなってしまいます。苦痛症状に真摯に対処していく必要があります。

看護に関しては、看護の基本はどのような病状の方にも必要とされるとわかりました。ヘンダーソンが言っていた、基本となる一四項目（基本的な看護の構成要素）の中の九項目（呼吸をすること、食べること、排泄すること、体の位置を安楽に保つこと、睡眠と休息、衣類の選択、体温を正常範囲に維持すること、清潔を保持すること、危険を避けること）をケアで整えると、残りの五項目（感情表現やコミュニケーション、信仰に準じた礼拝、達成感をもたらす仕事、レクリエーション、学習）が達成できる可能性が高まるということです。基本的な一四項目を丁寧に実践することの意義の大きさを学びました。

その上で、さらに専門職という部分を離れて、普通の人としての感じ方・考え方を失わないで、ご本人の普通の人としての考え方を尊重していくということがありました。

自分一人では多様な人生の歴史をもった人たちにかかわることはできないので、チームでかかわることがいかに大事かということ、多くの人と知恵を合わせてケアにあたる、支え合うということの意義も学びました。

(2) 解決の難しい問題——平和な死は実現できるか

しかし、それでも解決できないことが本当にたくさんあることがわかってきました。たとえば病歴調査で、会話記録から苦痛を表現する言葉を収集したものをみてみますと、「とりがらみたいにやせてしまった」と嘆く方がいます。ナースが基本どおりに傾聴と反復をして「ああ、そうなんですね。うんうん」と対応すると、「うんうん、じゃなくて、何とかしてくれ」と言われてしまいます。栄養補給をしても効果が無いわけですし、なんとかするわけにいかないのです。また、面会者が来て話し終わったすぐあとに「誰がいても寂しい」ということをおっしゃる方がいます。人がそばにいてくれたとしても、和らげられない寂しさがあるということです。「ナースコールを

図4　シシリー・ソンダースによる「霊的 spiritual な痛み」

■多くの患者が自責の念あるいは罪の感情を持ち、自分自身の存在に価値がなくなったと感じ、ときには深い苦悶のなかに陥っている。このことが真に「霊的 spiritual な痛み」とよぶべきものであり、それに対処する援助を必要としている。

（Cicely Saunders, Mary Baines 『死に向かって生きる』武田文和訳，医学書院，1990年，59頁）

図5　窪寺俊之による「スピリチュアルペイン」

スピリチュアルペインとは
人生を支えていた生きる意味や目的が、死や病の接近によって脅かされて経験する、全存在的苦痛である。特に、死の接近によって「わたし」意識がもっとも意識され、感情的、哲学的、宗教的問題が顕著になる。

スピリチュアルペインの内容
1）「わたし」の生きる意味・目的・価値の喪失
2）苦痛の意味を問う苦しみ
3）死後への不安
4）「わたし」の悔い・罪責感

（窪寺俊之『スピリチュアルケア学序説』三輪書店，2004年より作成）

押したのに、来てくれなかった。無視されているのか」。なるべく早く駆けつけるようにしていても、こう言われます。「歩きたい。悔しい」と言われることもあります。自立歩行を可能にする術はありません。「不安で、どうしたらいいかわからない。自殺したい」と言う一方で、「死にたくないんだよ」ともおっしゃいます。「みんなに迷惑かけたくない。早く死にたい」ともよく言われます。

身体的な苦痛症状、日常生活の不自由などからくるつらさは、チームで力を合わせてかかわれば、何とかなるという部分があります。痛みなどは、モルヒネだけでない各種の医療用麻薬でかなり抑えられるようになってきています。鎮痛補助薬というものも使うことができます。動けなくても、ケアする者が力を合わせ、便利な機器も使

図6　村田久行によるスピリチュアルペイン

スピリチュアルペインとは…
　自己の存在と意味の消滅から生じる苦痛である。

〈死〉 時間存在である人間	→	将来を失う	→	無目的 現在の意味が不成立
〈死〉 関係存在である人間	→	他者との関係を失う	→	自己存在の意味喪失・空虚
〈衰え〉 自律存在である人間	→	自立・生産性を失う （自律を失う）	→	無価値・無意味 依存・負担

（村田久行「終末期がん患者のスピリチュアルペインとそのケア――アセスメントとケアのための概念的枠組みの構築」『緩和医療学』vol.5(2)，2003年より）

図7　村田久行によるスピリチュアルケアの指針

時間存在	→	死をも超えた将来を見出す	→	新たな現在の意味の回復
関係存在	→	死をも超えた他者を見出す	→	その他者から自己の存在の意味を与えられる
自律存在	→	知覚／思考／表現／行為 各次元での自律を悟る （身体に依存しないスピリチュアルな自己の覚知）	→	自己決定と自律の回復

（村田久行「終末期がん患者のスピリチュアルペインとそのケア――アセスメントとケアのための概念的枠組みの構築」『緩和医療学』vol.5(2)，2003年より）

って身体を清潔に気持ちよく保つことができます。ベッドや車椅子で外に出て日にあたったり、風を感じたりしていただくことが可能です。

解決が本当に難しいのは、死までの過程で自分らしさがなくなってしまうことを嘆かれる苦悩、あるいは死そのものに対する恐れ、そういうものではないかと考えます。これらが、WHOが身体、心理、社会的問題とならんであげているスピリチュアル領域の問題、いわゆるスピリチュアルペインということではないでしょうか。平和な死の実現にはこの領域のケアを意識する必要があると思います（図4）。

また、スピリチュアルペインについて、窪寺俊之、村田久行によって次のようなまとめがなされています（図5・6）。そこから村田久行は、スピリチュアルケアの指針をまとめて示しています（図7）。

三　深い苦悩をもつ人にどのようなケア（スピリチュアルケア）が可能か

（1）本人の自己対処の力に学び、支える

臨床では、苦悩への対処を自分自身で考えている患者さんに出会い、教えられます。

1　「自分らしさを失う苦悩」に対するケア

「自分らしさを失う苦悩」、すなわち自分の拠りどころとしていたところが揺らぐ、そういう苦悩に対するケアを、臨床の経験から振り返ってみますと、身体の苦痛症状緩和や日常生活に関する基本的ケアの努力を続けて、苦悩を表出できるようにすることがまずあげられます。さらに、家族の絆・連携を強くすることを基盤にしながら、拠りどころを再構築していく、あるいは拠りどころとの関係を再構築していくということになるでしょう。

自分のあり方として大切なこと、社会で仕事を思い切りできるというようなことが難しい状況になっているとき、それに代わるものとして、家族の中で可能な役割を果たすなどの到達可能な姿に目を向けるという対処をされる方があります。単なるイメージではなくて現実にある喜びをもつこと、たとえば「潔い死」というイメージではなくて、現実に今日は面会者がみえるとか、好きなものを一口食べられるとか、そういう具体的なことに喜びを見いだして一日を満たしていくことができる方がおられます。家族・大切な人との関係を維持する、これも非常に大きなことです。よい関係の中で、達成できる役割というのを見いだしていくことが可能になるのだろうと思います（図8）。

図８　自分らしさを失う苦悩　（自分の拠りどころが揺らぐ苦悩）に対するケア

〈積極的に身体の苦痛症状を和らげる努力を続けることを基本として〉
〈せん妄、うつ、強い不安など精神科診療の必要にも留意〉

■つらさの表出
■家族の絆、連携を強くする
■拠りどころの再構築
・自分のあり方として到達可能な姿に目を向ける
＊イメージではなく現実にある喜びを見いだす
＊達成できる役割を見いだす
・他者（家族や大切な人）との関係の継続、回復

図９　死そのものへの恐れに対するケア

■死後の世界の存在を信じ平安を得られる場合
・神仏のもとに帰る感覚　　・宗教的対応

■死後の世界の存在を信じられない場合
〈時間をかけて共に過ごしながら〉
・生きてきたことに意味を見いだす
・他者の記憶に残って生きることへの希望
・続いていく命の流れに自分の生命を譲り渡す
・先に逝った親しい人との再会を思う

自力で動けなくなって寝ている状態の若いお母さんが残された言葉で、ずっと心に残っているものがあります。「今は子どもにも主人にも何もしてあげられないけれど、みんなのためにベッドの上で祈ることはできるんですね」という言葉です。家族の一人一人に思いをはせることができる、それが自分の到達可能な姿、達成できる役割だと、自分の思いを変えていくことが一つの自己対処であると教えられました。そのような自己対処を支えるのがスピリチュアルケアの一面であろうと考えます。

２　「死そのものへの恐れ」に対するケア

死そのものへの恐れの部分、これは対処のとくに困難なところです。宗教をもっている方、信仰をもっている方にはそ

れを強化していくことがケアになると思います。宗教、信仰をもっていない、死後の世界も明確には考えられないという方の場合、死への不安などを一緒に時間をかけて考えながら、その方が今まで生きてきたことに意味を見いだす手助けをすることが一つの方法として残されています。どんなふうに生きてこられたのかうかがう中で、「自分のやってきたことが後輩に受け継がれて、特許も取れて、その技術が残っていってるんだよね」など言われる方が実際におられました。生きてきたことに意味を見いだしていくことが恐れを和らげることもあると思います。また、家族や友の記憶に残って生きていくことに希望を見いだされるというのも一つの対処だと思います。遠くを見つめて、続いていく命の流れに自分の命を譲り渡すのだという、そういう考え方もできるかもしれません。日本人に一番しっくりくるのは、先に逝った親しい人たちとの再会を思うこと、(死後の世界がまったくないという方には難しいのですが) 多くの場合は亡くなったお父さんやお母さんなどとの再会を思うことができるようです(図9)。

(2) スピリチュアル領域の力を意識するケア

死が近づき自立が損なわれ、身体的にも心理社会的にも回復不能な喪失が生じてきても、損なわれずに残る部分がスピリチュアルな領域ということになるのではないでしょうか。それを意識することで得られる力があると思います。

最近、この十年間ぐらいの欧米のスピリチュアルケア関連の文献をいくつかレビューする機会がありました[6]。そこで「スピリチュアルワーク」という言葉に出会いました。人は生きて最終的に死を迎えるまでに、その人自身のスピリチュアルなワーク、作業をしていく――何かに気づいていく、新たな意識をもって新たな生き方(たとえば

図10　スピリチュアル領域の力

■死が近づいても損なわれないスピリチュアル領域を意識すること

スピリチュアルワーク

⇒ 何気ない一日が積み重ねられていく大切さを共に感じる
⇒ 生きる力を生む拠りどころの探求と拠りどころとの関係の強化

↓

自分が何をできるかではなく 自分を超えた存在と**つながっていること**に気づくことで与えられる力（自分を手放す、明け渡す）

赦せなかったことを赦すなど）をしていく努力が大切であるというのです。

そうであれば、ケアにあたる者はスピリチュアル領域の力を信じ、認め、ともにスピリチュアルワークをしていくことができるのではないでしょうか。解決困難な個人の深い苦悩を「解決しよう」、「緩和しよう」、「そのために何をしたらいいか」、「スピリチュアルケアはどうしたらいいのだろう」と考えて、答えを求めてきたわけですけれど、視点を変えてみたくなりました。お一人お一人がスピリチュアルワークをしていくのを手伝いながら、自分自身もそのワークを自分の中でやっていけばよいのではないでしょうか。

たとえば何気ない一日が積み重ねられていく大切さをともに感じていく。その方が生きる力、拠りどころとするものは何だろうということをともに探し求めていく。その拠りどころとなるものとの関係を強化していくなかで、その方も自分も何かできる存在なのではなくて、何かとつながっている存在なのだと気づいていく、そうしたことです（図10）。

ケアの対象とケアする者とが、このスピリチュアルな領域でつながっていくところに、ホスピス緩和ケアの本質があるのではないかと思うのです。

患者さん個人の苦悩を明確に理解できないとしても、解決はできなくても、「共有したい」という気持ちを伝えていけるでしょう。「あなたのお考えはこんなことではないでしょうか」と問いかけたり、その人が深く苦しんでいるということをわかり合いながら、どうしたらいいかを一緒に探していくわけです。スピリチュアル領域を働かせてケアすると、相手の方のスピリチュアルな領域につながるケアになるのではないか、そのように考えます(図11)。

スピリチュアル領域では「時間」にもかかわれるということを考えます。自分たちはともに死すべき弱い存在としてこのときを生きているということを共有することができます。スピリチュアルな領域は、もしかしたら死んだあともずっと続いて存在するのかもしれません。はかない弱い存在である私たちが一緒に生きている(スピリチュアルでつながっている)この時間は、永遠につながっていくような時間かもしれないと意識することは、個々人の宗教を超えた「祈り」なのではないかと思われます。

緩和ケアでは専門的技術(看護であれば、心身のケアをする技術など)で、患者さんに接することがたくさんあります。ソーシャルワーク職なら、言葉や手続き文書をとおして接することもあるでしょう。治療、リハビリ、栄養、薬剤調整、多様な専門技術を提供できます。その専門技術で解決できるかかわりにおいても、スピリチュアルな領域のつながりが今この時間に起きていると意識するときに、本当の意味のホスピス緩和ケアの醍醐味が生まれてくるように思います。

さらにいえば、スピリチュアル領域でつながるケアというものは個人と個人の間の関係にとどまるものではなく、支え合うケアコミュニティをつくっていく基盤になるものでもあると考えます。

四 おわりに

ホスピス緩和ケアを進めるにあたって大切なことの一つは、患者さん・ご家族の日々の生活が過ごしやすく、望

図11　スピリチュアル領域でつながり合うケア

■苦痛と希望の共有…たとえ理解はできなくても
・共有を望む**気持ち**をもち、そのことを伝える
　- あなたの大切にしておられることを教えてください
　- こんなお気持ちかなと考えるのですが…
・苦痛があることを**わかり合いながら**希望を探す
■時間の共有
・死すべき弱い存在として生きている者同士、相手の思いに**意識を向けて**同じ時を過ごす ＝ 祈り
　⇒ スピリチュアル領域でつながる
　⇒　支え合うコミュニティ（生者と死者もつながる？）

図12　英国ホスピスの祈りの場におかれたクッション

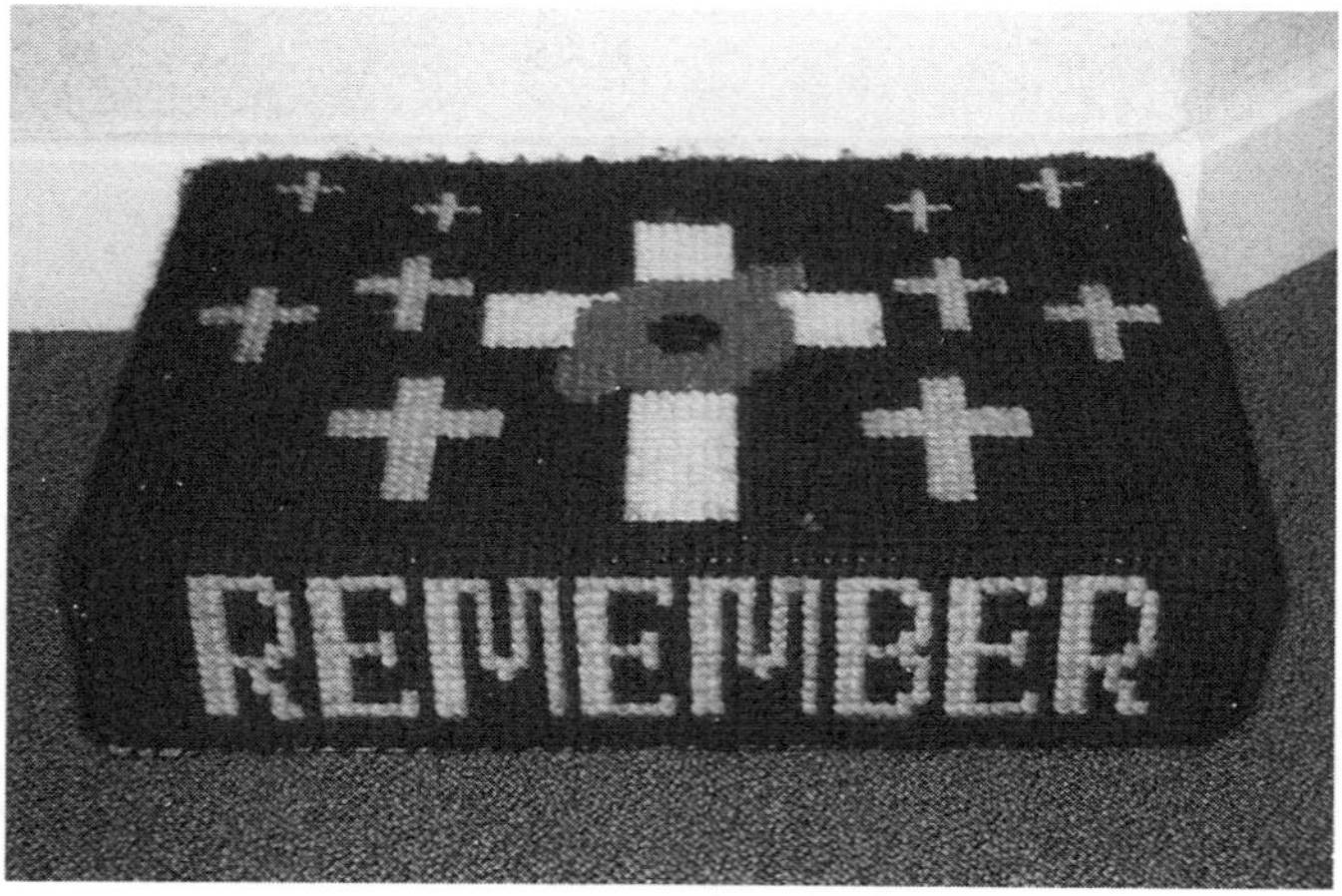

まれる状態に近づくために、基本的なケアを丁寧に提供することです。その上でなお残る、死を前にした深い苦悩にはスピリチュアル領域のつながりでケアしあう、あるいはワークしあう意識が求められるのだと考えます。スピリチュアル領域において宗教は重要な位置を占めます。しかし、個別の宗教を超えたケアコミュニティが生まれて機能することがホスピス緩和ケアの本質として可能であり、必要とされているのではないでしょうか。

注

（1）<http://www.hpcj.org/what/definition.html>（2012/11/26）

（2）Henderson, Virginia, *Basic principles of nursing care*, International Council of Nurses, 1969. ヴァージニア・ヘンダーソン『看護の基本となるもの』湯槇ます、小玉香津子訳、日本看護協会出版会、一九六一年。

（3）恒藤暁、池永昌之、細井順他「末期がん患者の現状に関する研究」『ターミナルケア』6（一九九六年）、四八二―四九〇頁。

（4）Kawa, M., Koyama, C., Imamura, Y., et al., Physical state and psychological expression of terminally ill patients with cancer in a palliative care unit. *Japanese Journal of Clinical Thanatology* 7 (2002); 18-25.

（5）ヘンダーソン前掲書。

（6）草島悦子、河正子、森田達也「緩和ケアとスピリチュアルケア」『緩和ケア』19（二〇〇九年）、四三―四八頁。

新約聖書の治癒物語を背景にしたスピリチュアルケアの実践

黒鳥　偉作

一　はじめに

私は現在、赤十字病院で内科医として僻地医療を行っています。内科医をやっていることは事実ですが、背景に私がいつも考えている視点があります。それは、キリスト教をとおすというよりも、むしろ、今、目の前にいる人に向かって霊的なかかわり方をすること、魂への配慮というキリスト教的なものを背景として、どのようにその目の前の人にかかわることができるかということを考えています。内科医として、全人的にといえるのかもしれませんが、その人を全体としてとらえるにはどうしたらいいかということを、常に心がけています。

医師であり、牧師である、牧医という私の現在の立ち位置では、このことを第一に、非常に重要視しなければいけません。そういう意味合いにおいては、ただ内科医として治療するというのではなく、その人の魂や霊的な部分とどう向き合っていくかというところが一番重要なのです。ただ治療すればいいということではなく、治療するということプラス、さらにその人の生き方を促すような、そういうかかわり方を目指していきたいと思っています。

本稿では、病という危機から新しい命へと変えられた例を紹介し、病院から発信される命の転換の新たな語りを示したいと思います。

二 病と荒れ野の関係

「さて、イエスは通りすがりに、生まれつき目の見えない人を見かけられた。弟子たちがイエスに尋ねた。『ラビ、この人が生まれつき目が見えないのは、だれが罪を犯したからですか。本人ですか。それとも、両親ですか。』イエスはお答えになった。『本人が罪を犯したからでも、両親が罪を犯したからでもない。神の業がこの人に現れるためである。」(ヨハネによる福音書9・1―3)(1)

夏のある日、湖の見える眺めのよい病院のデッキに私はいました。ちょうど台風が来ており、病院の窓ガラスに叩きつけるような絶え間ない雨が降り注いでいました。昼間だったにもかかわらず、外はまるで夜のように暗く、あたりの様子などまったくわからない状況でした。陰が潜む病院の中でふと外を見ると、今まで光の入る隙間がまったくなかったのに、湖や山々に厚い雲の隙間から木漏れ日があちこちに降り注いでいました。辺りは色を変え、どこか夢の中にいるような別世界へといつの間にか変わっていました。

息をのんだ瞬間、湖にかかる一本の橋の上に小さな虹ができていました。さらにその上にもう一つ、湖も病院も覆うように大きな虹が架けられていました。病院の中ではその思いがけない光景に歓声があがり、大勢の人が集まってきました。私も大急ぎで駆け出し、虹の存在を知らない看護師や患者さんに伝えました。動くことのできない患者さんには写真を撮って見せ、病院の上に虹があることを知らせました。数分後、あっという間に虹は消えてしまい、まるで嘘だったかのように雷雨が訪れ、再び荒れた天候へと舞い戻っていきました。病室はいつもの静けさに包まれ、笑い声は潜められた声に変わり、窓のそばから人影は次第に消えていきました。

クリスチャンでない方は虹にあまり大きな意味は感じないかもしれません。しかし、クリスチャンにとって虹は神との契約という特別な意味があります。ノアの箱舟で有名な洪水物語の最後で神は人間との契約を伝えています。

「更に神は言われた。『あなたたちならびにあなたたちと共にいるすべての生き物と、代々とこしえにわたしが立てる契約のしるしはこれである。すなわち、わたしは雲の中にわたしの虹を置く。これはわたしと大地の間に立てた契約のしるしとなる。わたしが地の上に雲を湧き起こらせ、雲の中に虹が現れると、わたしは、わたしとあなたたちならびにすべての生き物、すべて肉なるものとの間に立てた契約に心を留める。水が洪水となって、肉なるものをすべて滅ぼすことは決してない。雲の中に虹が現れると、わたしはそれを見て、神と地上のすべての生き物、すべて肉なるものとの間に立てた永遠の契約に心を留める。』神はノアに言われた。『これが、わたしと地上のすべて肉なるものとの間に立てた契約のしるしである。』」（創世記9・12―17）[2]

ノアの箱舟は旧約聖書に記されている物語です。契約のしるしとして現された虹は神の力と考えられてきました。そして、旧約聖書で語られてきた力とは時間や場所、関係に限定されず、自然や歴史の狭間に証されるものでした。[3] 虹の出現も洪水や嵐の間にもたらされたために、神から与えられた契約のしるしと考えられてきました。一方、新約聖書にもイエス・キリストによる数多くの奇跡物語が登場し、同じように神の力によるものと考えられています。新約聖書の記された時代に奇跡が起こったという語り自体は珍しいことではなかったようです。しかし、福音書では、イエス・キリストが行った奇跡のことは「神の力ある業」や「神のしるし」と表現されています。(4)福音書を記し、信仰を継承してきたキリスト者たちはイエス・キリストの行為がただ奇跡としてとらえられたのではなく、神による力の新しいかたちであったということを明らかにしようとしていたようです。つまり、奇跡物語をただの神話と片づけるのではなく、何を奇跡としてとらえていたかが重要だと考えられています。とくに、奇跡物語の中でも、目の見えない人や耳の聞こえない人、歩くことのできない病人、皮膚病を患っている患者をイエス・キリストが癒やす治癒物語は、キリスト教の福音と伝道に密接なつながりをもち、聖書の中で重要な位置を占めています。(5)

現在私たちが認識している病気と当時の病の概念は異なり、単純に比較することはできませんが、その時代、病を背負う意味は神と人との関係の中でとらえられていました。病の原因は人間の犯した罪によるものとされ、神との契約のしるしであったユダヤ教の律法に従う上でその因果関係は切り離すことのできない宗教的な問題でもありました。たとえば、治療の術がなかった身体的精神的な不治の病は、神との関係、とくに救われるための道が塞がれる状態になり、とても恐れられていました。さらに、その関係を象徴する場所が当時はありました。それが荒れ野です。荒れ野は追放や不毛を表し、神の呪いを投影する宗教的な意味をもっていました。(6)難病や死にいたる病は明るみに出すことを許されず、荒れ野に閉じ込められていました。また、病に限らず社会的に排除された人々が荒れ野にさまよい、生きていながら死んでいる状態を強いられていたと考えられます。

むろん、現代においてそのような罪と病との関係はまったく否定されています。しかしその当時、罪よりもはるかに重い荷を背負わされ、孤独を強いられ、そして自発的には逃れられない闇に対し、イエス・キリストは近づき、寄り添い、一人一人の内から見えない光を見いだし、言葉をもって荒れ野という牢獄から病人を解放しました。(7) そして、これらの物語により、「神の業がその人に現れるためである」というイエス・キリストの言葉に示されるように、自然や歴史の中だけではなく、人の中にこそ神のしるしがもたらされるという福音の転換が起こりました。それがイエス・キリストが行った奇跡物語の大きなみ業であり、「しるし」と考えられています。荒れ野は病人が追い詰められていた場所でしたが、聖書では同時に回心の起こる場所であり、終末的救いの始まる場所とされていました。

三　病気より重い荷物

繰り返しますが、現在罪と病との関係はまったく否定されています。しかしながら、病には病気以上の意味が込められている、ということは現代医療の世界にもあてはまります。たとえば、病全体を図1のような重荷とします。医学的に説明する純粋な病気だけではなく、病気の症状に付随するさまざまな問題が重荷となり、病全体を構成していると考えることができます。実は、医学における病気といわれている部分はその一部であり、重荷を構成している要素には葛藤、治療や未来への不安、逃れられないと感じる孤独、とらえようのない悲しみ、すべてに対する怒り、医療への不信、疎外感など、それ以上の部分があるのではないでしょうか。もしかしたら、考えれば考えるほど、一般的に考えている病気は大部分がこの重荷の圧力の中に含まれていると思われます。確かに実際、病気そのもののために治りにくいもの、また一生付き合っていかなければならない影響や症状があることも事実です。しかし、そのように病気との戦いが長くなればなるほど、むしろ重荷を構成している上の網掛け部分がきわめて大き

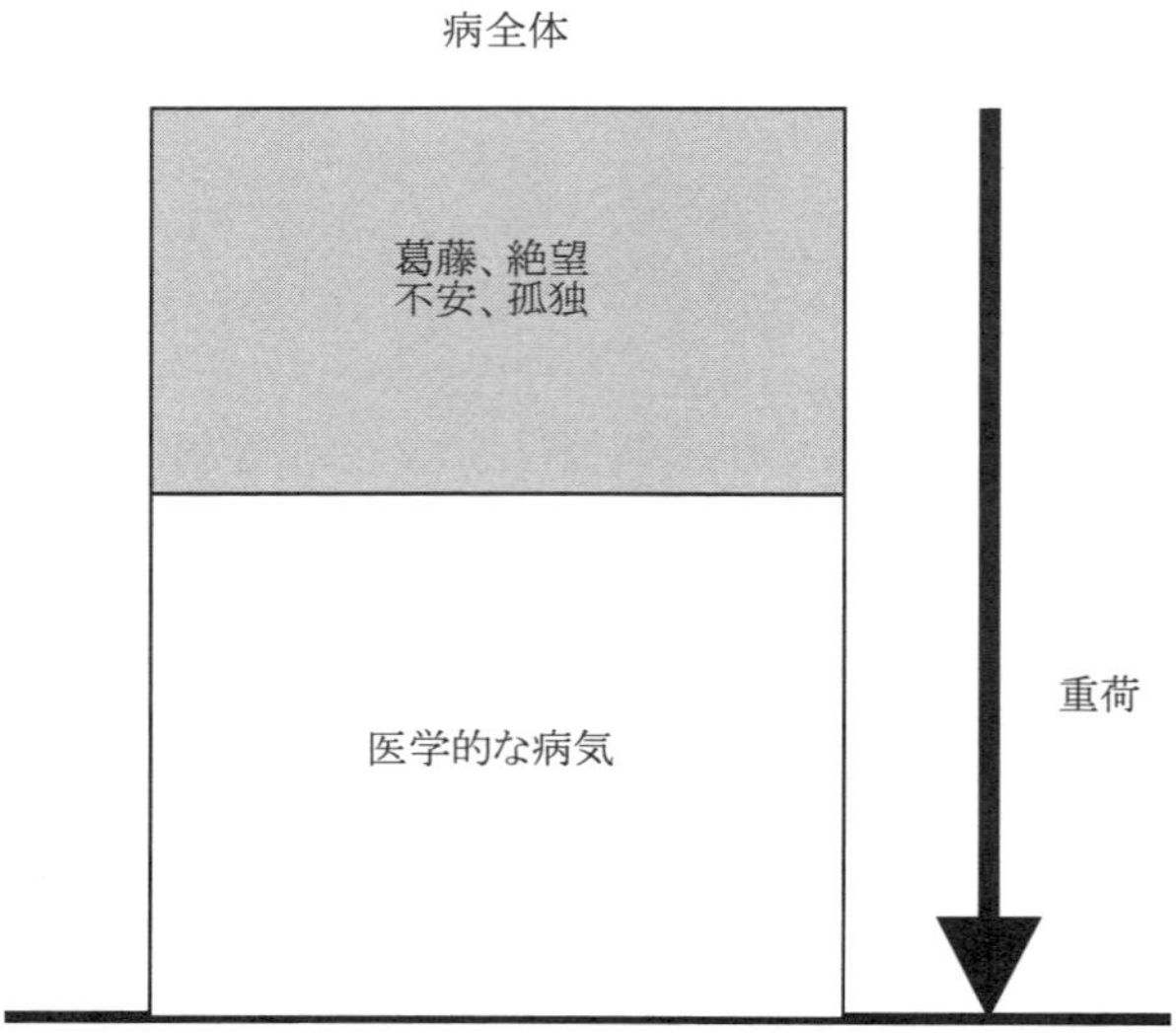

図1　重荷の構造

な存在になってくるのではないでしょうか。人それぞれによって病の意味は異なります。そして、いろいろな人生の過程を経て病の意味が変わってきますが、その理由が病気そのものだけではない荷物が背負わされているからだと認識することができれば、納得できるかもしれません。

病気を患うということは大きな出来事ですが、実際には病気以上のはるかに大きな重荷を背負わされているのではないか、と多くの患者さんを前にして意識せずにはいられません。もし、私たちが背負わされているものが純粋な病気だけではなく、むしろ私たち一人一人の病にかかわる人生の意味全体が含まれる荷物のほうがはるかに重いとするならば、たとえもう治らない病気であると宣告されたとしても、重圧を減らすことができるのではないでしょうか。そして、重い荷物を少しでも軽くする試みによって、病気のためにもう生きられないという患者さんが再び生きる力を取り戻すきっかけになるのではないでしょうか。新約聖書のマタイによる福音書にもイエス・キリストが重荷について言及されている部分があります。

「疲れた者、重荷を負う者は、だれでもわたしのもとに来なさい。休ませてあげよう。」

（マタイによる福音書11・28）(8)

疲れた者や重荷を負う者に対する招きの言葉が述べられていますが、これは医療全体にもあてはまります。先に述べた病と重荷の構造のように、医療とは純粋に医学だけによって成り立ち、治療を行っているものではありません。医療には看護の力が大きな位置を占めており、さらに患者さんと医療者との信頼関係、意思決定のためのコミュニケーション、治療に相乗効果をもたらす安心感などの要素が含まれています。言い換えれば、いかに重荷を減らすことに医療者としての努力が注がれる必要があるのか、あらためて物語っているのではないかと考えます。

四　病院の中にある荒れ野の要素と歓待の精神

実際、病院にはさまざまな訴えをもつ人が訪れ、数多くの病気があり、予測できない出来事が常に起こります。一見すると風邪や胃腸炎の症状に、大きな病気が隠れていることも少なくありません。確率や因果論で説明できる病気だけがあるのではなく、受け入れがたい現実もあります。思いがけない病気との出会いは私たちを嵐のように激しく揺さぶります。突然の重荷を背負わされ「なぜ私がこの病気にかかってしまったのか」という問いかけと重荷に対し、答えを出すことは容易ではありません。やり場のない怒りや悲しみを感じることも少なくありません。

病気の原因を探す医学的な研究や挑戦以上に、患者さんの感じる病、理不尽な現実から発せられる声に対する受容のあり方は臨床現場での切実な課題です。

病院の中で発せられる声に耳を澄ませてよく聴いてみると、病気の芽を見つけ治療をするだけではなく、人が背負っている重荷に対する配慮が求められているように感じます。また、最近では、極端に権威化された現代医療の新しい信仰と魂への配慮の軽視が問題視されはじめています。(9) 本来的に医療には病全体をとらえ癒やすための機能が備わっているはずですが、最先端の病気の解明と治療が最優先されているために、病気以外の重荷の部分が疎かにされていると、患者さんと医療者の双方から指摘されることがあります。とくに、いくら医学が進歩しているとはいえ、不治の病や人間の寿命に抗うことのできない病気は星の数ほどあります。しかし、医学が絶対視される傾向にあるため、患者さんからは病気への明確なわかりやすい答えが求められ、また医療者も医学でとらえきれない重荷の要素を見逃してしまいやすくなっている傾向があります。罪と病の関係ではなく、支配的になった現代の医療によって治る病気、治らない病気と二分化が進む現代に、聖書における荒れ野の要素が自動的に含まれているのかもしれません。

ここでもう一度、冒頭の聖書の箇所で弟子たちがイエス・キリストに問いかけた質問を釈義します。

「ラビ、この人が生まれつき目が見えないのは、だれが罪を犯したからですか。本人ですか。それとも、両親ですか。」(ヨハネによる福音書9・2)

一見すればこれは罪と病の関係についての問答と解釈することができます。しかし、病に病気以上の重荷が含まれるため、彼らのもっていた背景、質問の裏に隠された真意にも注目しなければなりません。物語に登場する質問は唐突であり、冷めた見方をしている印象が与えられています。声を荒げている、そのようにも感じられますが、もしかしたら、彼らの家族に同じ病をもった人がいたのではないでしょうか。治療が見つからず、医者に見捨てられたのではないでしょうか。不幸にして、その家族を亡くされたのではないでしょうか。また、彼らの中にも医療を行う者がいたのではないでしょうか。不治の病と戦い、同時に罪責感にさいなまれる苦しみがあったのではないでしょうか。病気以上の耐えきれない重荷をイエス・キリストに訴えたのではないでしょうか。「誰のせいですか？」と問いかけた弟子たちが込めたやり場のない怒りや悲しみに、現代が抱える医療の歪みと近い問題意識をもつことができるように思われます。

ところで、そもそも病院（ホスピタル）は宿泊所（ホテル）やホスピス、歓待すること（ホスピタリティ）と同じ語源をもつと言われています。[10] 病院には本来的に治療をする場だけではなく、病をもつ人々を篤く迎える、もてなすという役割が期待されていたようです。いつの時代の世でも病気からの回復を常に探しつつ、その分かれ道で迷う旅人が休息できる居場所、それが病院であったと考えられています。人間の生き方が問われる出来事をどのように理解していくか、病気の上に積み重ねられる苦悩をどのように軽くすることができるのか、そこに休息するという一つの答えがあるのかもしれません。福音書には、イエス・キリストが重荷に関して言及されている箇所があります。

「疲れた者、重荷を負う者は、だれでもわたしのもとに来なさい。休ませてあげよう。」

（マタイによる福音書11・28）

イエス・キリストの言葉には歓待の精神があります。重い荷物を下ろすために、病をもつ人も医療者も、だれでも歓待を受ける必要性が語られ、そしてこれは教会や病院が果たしてきた大切な機能でもあるといえます。それぞれが抱える重荷を下ろす場所を提供しながら歓待することで、病をもつ人がもう一度生き直すことができるという転換が生まれるのではないでしょうか。

五　信頼と寄り添うこと

次に、ある女性の患者さんとのやりとりを通し、信頼関係をもとに歓待することがキリスト教の隣人愛の実践につながり、新しい生き方を組み直すことができる可能性を提示したいと思います。

その七十代の女性の方は、一週間ほど前から動けなくなってしまい、また食事も食べられなくなってしまったということで病院に運ばれてきました。彼女は前の年に腎臓の腫瘍のために大きな手術をしていました。その後は日常生活も問題なく過ごしていましたが、最近になって体調が急に悪くなってしまったとのことでした。検査をしてみると、その腫瘍が再発しており、今度は全身に転移していることがわかりました。急に体力が落ちたことも、また食欲がなくなったことも、どうやらその転移による痛みや疲労感と関係があるように思われました。この段階では、もうさまざまな治療を行うことができませんでした。もはや痛みをとる方法しかなく、家族も大変なショックを受けていました。私が主治医となり、痛みのコントロールを目的とした治療が始められました。入院後、ある程度治療に効果があり、痛みは徐々におさまり、食欲も戻りました。以前と同じような状態に近いところまで回復しました。一方で、気になることがありました。彼女は入院当初から表情がこわばっており、私とほとんど視線を合わせようとせず、常にそわそわとしていました。季節の変わり目のある訪問の時に、「窓の外に映る景色がきれいですね」と申し上げたところ、

「今の私にそんな余裕はありません」

と、怒られてしまいました。気に障るような言葉をかけてしまい申し訳ない、と思うと同時に、本人の中の不安を感じました。

それから、私はできるだけ家族と話し合いの時をもちました。家族はどう考えているのか、本人はどう生きたいと考えているのか、これまでの人生はどうだったのか。腫瘍の根本的な治療ができない中で、それでも残された時間をよりよく生きるために私たちは何ができるのか、話し合いました。家族も常に不安を抱え、苦悩していました。治療方法がない、という現実に絶望を感じてしまうことも多かったと思います。本当に治療法がないのか、医学では限界であっても、民間療法や他の方法で奇跡を起こせないのか、さまざまな相談を受けました。そのたびに家族と話し、本人にとって最善の方法を考えていこうと一緒に模索しつづけました。はじめは治療方法がないという絶望感のために、せわしなく病院を行ったり来たりしていた家族は、徐々に病室にいる時間が長くなりました。仕事の合間を縫って、時間さえあれば本人の傍らに寄り添われ、絶え間ない苦痛の訴え、不安を常に傾聴しているように思われました。かといって、家族に不安がなくなったわけではありませんでした。むしろ、今後の生活について、患者との関係について、そして、自分たち自身の人生について深く悩まれていたと思います。彼女と同じように家族も日々変化しながら、揺れながら、それでも向き合うことを恐れていないように感じました。

入院してから二週間ほどたったある日、毎日行う診察の際に、窓側にきれいなお花がいくつも飾られているのに

気がつきました。お見舞いに来た人の届けられたお花であったようです。その時に「きれいですね、私の母もお花が好きなのです」と話したところ、

「私は、お花の種類は問わず、なんでも好きです。いただいたものであれば、何でも大事にして育てたいと思っております。先生のお母様であればきっとお花は好きでいらっしゃると思いました」

と、笑顔で答えられました。入院時に見せた不快感、憤りは彼女にありませんでした。いくら薬を使っているとはいえ、腫瘍による全身の倦怠感、痛みを完全には取り切れていませんでした。むしろ、病状は悪化しており、痛みはさらに深くなっていることが考えられました。特別な薬を使っているわけではありません。それでも、彼女が笑顔になる回数が増えていきました。治療においても「焦らずやっていきましょう」と申し上げると、「そうですね。ちょっとずつですが、毎日私の身体が微妙に変化しているのがわかります」とわくわくされた様子を見せることもありました。呼吸の状態は徐々に悪くなっていましたが、以前のような焦燥感はなく、むしろ病室にあるお花を気遣う言葉が多くなっていきました。ある日の朝、家族がそばにいたとき、「お水、お水」と言われたので、喉が渇いたのだろうと口元にペットボトルを運ぶと、

「私ではなくお花にお水をあげなさい」

と、怒られてしまったというエピソードもありました。

このような一つ一つの変化はとても大きなことだと思いました。痛みがあるにもかかわらず、花のことを気遣う余裕や病気に対して多少なりとも肯定的になれる姿勢はどこから来たのか、このことを考えていくことはとても大切なことであり、彼女の生き方をどう受け止めればいいのか、という問いにつながってくるようにも思われました。もしかしたら、人は痛みを感じながらも、絶望にうちひしがれたとしても、死の間際であっても、重荷を軽くする

ことでよりよく生きられるのではないか、と病気の裏側にある何かが彼女から伝えられているように感じました。

一方、よりよく生きるということを私が勝手に解釈することはできませんでした。もっといえば、当事者でさえ何がよりよく生きることなのかはじめからはっきりとわかっていたわけではありませんでした。しかし、私たちには命に限りがあり一日一日がかけがえのない時間であるという共通のビジョンがあり、彼女がどのような状態になろうと同じ眼差しを注ぎ続けていました。そして、最期まで苦痛を共に分かち合いながら彼女に寄り添うことを選んだ家族の姿勢は、彼女と歩んだ人生の一つ一つの荷物を省みているようにも感じられました。共有できる時間を毎日過ごすことにより、いつの間にか病の中にある積極的な意味を私たちは見いだしていました。病があるにもかかわらず積極的な意味にたどりつくことはなかなか理解しにくいことかもしれません。確かに、治療は完治するまでいたらず、痛みも十分に取ることができない現実に対して謙虚に向き合い、医学的な最善を尽くすことに変わりはありません。同時に、それでも難病や不治の病に対して、「もうだめですね」と言うのではなく、残された人生を肯定するためにはどうしたらよいのか、考え続けることが重要でした。そして、「たとえ治療が効かなかったとしても最後まで私はあなたのことを見捨てません」というメッセージを伝える姿勢が信頼を生み出し、目の前にいる方を歓待し、病をも含めた全体の命を肯定することができるのだと彼女の生き方をとおして悟らされました。

入院されてから約一ヵ月後、その方は静かに眠られるように亡くなられました。戒名には花という漢字が入っており、驚きとともに家族の慰めになったと後で知らされました。

六　病による危機から新しい命への転換

とはいえ、緩和ケアにおいて寄り添うことは簡単ではありません。身体的、精神的、社会的、霊的に苦痛を訴える方の傍らに立つことにより、同じように痛みを感じてしまうこともしばしばあります。また、本人や家族の葛藤や負担だけではなく、医療者も他者から家族の一員に組み込まれ、心理的な負担を強いられることもあります。医療が相互作用をもち共働で編み込まれていく作業と考えると、患者さんにかかわるすべての人が一緒に語り合う場、また荷物を下ろすことのできる方法、システムが不可欠といえます。ところで、荒れ野で行われたイエス・キリストによる癒やしは歓待するだけでは終わりません。加えて、新しい命への転換が起こり、神からの祝福が与えられる場所でもあったということを忘れることはできません。(11) 前述した女性と家族は病と闘いながらも残された人生に積極的な意味を見いだしていました。その意味とは、人生は最期まで神によって肯定されているという点にあります。そして、なぜ病による危機から新しい命へ促され転換が起こったのかという問いに関しては、医療を介して神の力が働いたと理解することができるのではないでしょうか。いま一度、冒頭の弟子たちの問いに対するイエス・キリストの応答に注目します。

「〔病気は〕神の業がこの人に現れるためである」（ヨハネによる福音書9・3、〔　〕内は筆者の補語）

イエス・キリストは病にかかることで神の業が現される、という信仰の言葉を残されました。患者さんとの出会いの中で、病という危機を迎えたとき、嵐の中で垣間見える虹のように見いだされる命があることに、私自身気づかされました。病気を患い戦いながら生きることでただ体力が浪費されるのではなく、新しい内的なエネルギーへとつながり、危機が訪れたことにより、かえって再び生き直す機会が与えられる世界があることを知らされました。最後に、現代の荒れ野での出会いを紹介し、危機からの新しい転換と神の力が及ぶ範囲が歴史や場所、時間を超えて私たちに直接もたらされる可能性を述べたいと思います。

私が病院で当直をしていたある日のことです。腹痛を訴える男性が救急車で運ばれてきました。その男性のお腹は今にも破裂しそうに膨れており、波のように訪れる激しい痛みに苦悶していました。簡単な処置が行われた後、すぐに患者さんはCT室へ運ばれました。検査の結果、腹部腫瘍によるなんらかの影響によって消化管が破け穴が空いており、すぐに手術が必要だということがわかりました。命が危険な状況でしたが、手術をしなければ助かる見込みはありませんでした。医療スタッフがすぐに集められ、手術のための準備が大急ぎで始められました。

ところで、手術を行うためには患者さんと家族に治療の必要性、方法、合併症、リスクを説明し、同意を得なければなりませんでした　数十分後、スタッフの足取りが重いことに他の作業をしていた私は気づきました。話を聞いてみると、彼と唯一の家族である母親が手術を拒否したといいます。救急の現場であり一刻を争う状況であり、拒否することは考えられません。手術という方法を取らなければ、間違いなく命に危険が及ぶことが考えられたからです。複数の医師による再三の説得が行われましたが、結局、彼は手術に応じませんでした。実は、拒否した理由は今までの人生の中にありました。

彼は十年前に事業に失敗し、家族がバラバラになり、それからずっと母親と二人暮らしの生活を送ってきたそうです。その後、不規則な仕事によって暮らしてきました。これまで絶望されるような経験を何度もされてきたのでしょう。一か八かの手術をする決意を彼自身も母親ももつことができなかったのです。彼は治る確率が低いのであればこのまま楽に痛みだけとってほしいと訴えました。一方、母親も医療費が無駄にかかってしまうのであれば、今まで迷惑をかけられ続けたのだからもう十分だ、とあきらめていました。結局、手術をせずに痛みを取り除きながら死の時を待つという保存的な治療が選択されました。緩和という言葉が適切かどうかわかりませんが、とにかく積極的な治療を行うことはできませんでした。病室に移った後、死の影が日に日に色濃く迫ってくるようでした。死へのカウントダウンは着々と進んでいくのに、医療者は病室に一人もいませんでした。誰もが彼の命を救いたいと思い、誠意を尽くしていました。しかし、治療を希望しないという患者さんの意思決定は尊重されなければなりません。その時点で、医療の介入はもはや不可能でした。医療という枠組みから外れたその男性に対し、スタッフそれぞれも深く苦悩していました。病室は深い闇に支配され、彼自らその闇に向かっていこうとしていました。

暗闇の中で際立つ心電図モニターの緑色の光に吸い寄せられるように、私は病室に行き、ベッドの横へおもむろに立ちました。彼は数分ごとに訪れるちぎられるほどの腹痛に耐えながらも意識をはっきりもっていました。激痛と小休止を繰り返された後、私の存在に気づき、口を開きました。

「痛みをとってくれ。この痛みさえ無くなれば、もういいです。とにかく今は眠らせてほしい」。

心拍を記録するモニターの点滅により生まれた影が闇の中へ吸い込まれていきました。いくつもの影に映し出されていた彼の目には、もはや少しばかりの光しか残されていませんでした。

「もういい。私は心底疲れた。よく聞いてください。この世の中に人間は二種類しかいません。逆境があってもなにくそと挑戦し、そして成功できる人間と、落ちぶれて、ただ惨めに敗北感をもって人生を終えていく人間です。

そして、私は惨めな人間であり、今までの人生は最悪でした。これこそどん底です。何もかもあきらめました」。人間には二つの種類しかいない、という二者択一はあまりに極端です。しかし、彼の発言には鬼気迫るものがあり、そして、もはや誰の意見も聞かないという信念が伝わってきました。

私は彼に向き合い、まっすぐに答えました。

「大変申し訳ありませんが、これまでのあなたの人生を私は正確に知ることはできません。また、あなたの今までの苦しみをすべて理解することもできません。しかし、私にとって一番重要なのは、今目の前にいるあなたです。そして、私たち医療者にとってそれがすべてです。あなたはどう生きたいのですか」。

その後、彼の無機質だった表情に変化がありました。今までやり場のないどうしようもない言葉しか出てきませんでしたが、じっと内なる声に耳を澄ましているかのように見えました。激痛がたびたび患者さんを襲いましたが、彼の心の奥底で何かがせめぎあっているようにも感じられました。

「もう一度生きていいのだろうか。今からでも遅くはないのだろうか」。

数回のやり取りの後、「今からでも手術を受けられるだろうか」と、彼は私に聞き返しました。病室に入ってから数時間が経過していましたが、治療を行うにはまだ十分間に合いました。彼は生きる決心をし、手術を受けることを望みました。この申し出に医療スタッフ全員が血相を変えて再び動き出しました。手術の意思を確認し同意を得た後、すぐに手術の準備が進められました。大急ぎで目まぐるしく時が流れましたが、手術室に入る直前に彼は言いました。

「不思議ですね。もう一度生きようと思った後から急に元気が出てきました。さっきまで手足があんなに冷たかったのに、今はぽかぽかしています。一度は死ぬ覚悟を決めました。自由になんでもしてください」。

先ほどまでのたうち回っていた人とは思えぬほど彼は活気を取り戻していました。そして、手術は行われ、無事成功に終わりました。手術を終えた後も彼は驚異的な回復力を見せ、体調は日に日に良くなっていきました。手術の傷による痛みが時に強くなりましたが、以前のような絶望の言葉はなく、むしろ心身に起こる目まぐるしい変化を楽しんでいるように思われました。

「今が楽しい、治療が楽しい、生きることが嬉しい」。

ベッドサイドに訪ねに行くと、彼はいつも嬉しそうに話をしました。手術後の治療が進められていくなか、男性の言葉にはすべてをゆだねながら一つ一つの動作を大切に思う雰囲気が伝わってきました。なぜ彼はこれほど前向きになれるように変化したのでしょうか。手術を受ける前に自らの命を覚悟されたからでしょうか。それとも、治療が良い方向へと進み生きる気力につながったのでしょうか。死を覚悟するほどの絶望を背負った彼が病を乗り越え新しい生き方へ促された理由を知りたいと思いました。

ある晴れの日、私が病室を訪れたとき、たまたま救急車で病院に運ばれてきたときの話になりました。すると、彼は自分の内に秘めていた秘密を打ち明けてくれました。

「あの病室の外にどれくらいの方がいたでしょうか。五人、六人、いやそれよりもっと多かったかもしれません。けれども、あの暗闇で寝ていた私のそばにいてずっと寄り添ってくれた人がいました。私の残りの人生は生かされたものです」。

彼は手術前朦朧としており、病室でのやりとりや詳しい状況は覚えていないそうです。しかし、誰かが傍にいて生きるように促してくれた、と語っていました。一体それは誰だったのでしょうか。会話のやり取りをした私だったのでしょうか。それとも、最期まで暖かく看取ろうとしてくれた看護師だったのでしょうか。

手術自体は成功しましたが、その後の精密検査で大腸の悪性腫瘍が見つかりました。さらに、病気の勢いがあまりに強く、残念ながら完治するまでにいたりませんでした。しかし、それでも患者さんの前向きな姿勢は変わりませんでした。彼は化学療法を受け、病気と闘い、そして約一年後に亡くなられました。

昨今の医療技術の目覚ましい発展によって病気に対する治療への可能性が広がり、期待が高まっています。しかし、現在の医学でも治らない病気を患ったとき、治療方法がないから私は医療から見捨てられた、もはや生きることができない、と苦悩される方がいます。また、結局死んでしまうから治療しても無駄である、生きていても意味がないと絶望の言葉を口にされる方、そして期待されるがゆえに罪責感に苦しむ医療者もいます。病という人類が避けることのできない危機の訪れは私たちを苦しめます。しかし、治療の本当の目的は、病気を治し長生きすることと同時に、病のある者として限られた命を私たちが共に生き抜くことに本質があるのではないでしょうか。どんな格好、惨めな姿であっても、意識がなくなり死の間際であっても、私たちは神の力の及ぶ範囲に生きております。隣人愛の実践を行うことで病院が転換の場所となり、そして、荒れ野で起こった回心のように新しい生き方が提示されると考えます。

七　結　語

まず、新約聖書における奇跡物語の背景、病と荒れ野についての考察を行いました。また、病は医学的にとらえられる病気と同等ではなく、それ以上の重荷があることを指摘しました。それを踏まえた上で、重荷を軽くすることによって人がよりよく生きられる可能性を取り上げ、そこに医療における信頼関係と歓待の精神をもって実践することの重要性を説明しました。最後に、病という危機から新しい命へと変えられたある男性の生き方を紹介し、病院から発信される命の転換の新たな語りを示しました。

注

(1) 新共同訳『新約聖書』日本聖書協会、一九九一年。
(2) 新共同訳『旧約聖書』日本聖書協会、一九九一年。
(3) A・リチャードソン『福音書における奇跡物語』小黒薫訳、日本キリスト教団出版部、一九五八年。
(4) 木田献一、山内眞監修『聖書辞典——新共同訳』、日本基督教団出版局、二〇〇四年、二二五—二二七頁。
(5) 山形孝夫『治癒心イエスの誕生』筑摩書房、二〇一〇年、ちくま学芸文庫。
(6) 前掲『聖書辞典』九〇—九一頁。
(7) 高橋虔、B・シュナイダー監修、川島貞雄、橋本滋男、堀田雄康編「新約聖書注解I 新共同訳」日本基督教団出版局、二〇〇〇年、四六八—四六九頁。
(8) 前掲、新共同訳『新約聖書』。
(9) 加藤敏「現代社会における精神病構造と倫理的負債、生け贄（サクリファイス）」『臨床精神病理』33、二〇一二年、二一九—二三二頁。
(10) 加藤敏「『歓待』の見地から精神科医療における言葉を考える」『臨床精神病理』30、二〇〇九年、一三四—一四三頁。
(11) 平山正実「精神科医の見た聖書の人間像——キリスト教と精神科臨床」教文館、二〇一一年、二三三—二三七頁。

増加する在宅医療のニーズへの対応

――外来・入院・療養の三段構え構造の構築と発展――

竹内　公一

一　はじめに

在宅医療で行われる療養は、新しい医療分野である。在宅医療は、医療計画の中でも、五疾病五事業と並んで重視されている。(1) 在宅医療について考えるとき、従来からの「往診」と、現在整備中の在宅医療のための「訪問診療」とは、区別して考える必要がある。単純にいえば、往診は急な状態の変化に対応するために行われてきた。これに対し、訪問診療は、継続的な管理のために行われる。慢性の状態では、症状の変化がなくても、定期的な診療による「管理」が欠かせない。その「管理」が訪問診療では重視されている。

外来通院による管理は、患者の状態によっては難しいことがある。しかし、通院が困難であるからという理由で、入院や施設入所が直ちに必要になるわけではない。そのような場合に、訪問診療による管理が役に立つ。訪問診療に、在宅看護や介護が加わって、在宅療養のシステムが作られている。

死を迎える場所として病院が一般的になって久しいが、在宅で死を迎えるための環境をあらためて構築することが目指されている。(2) 在宅緩和ケアへの期待は大きいが、緩和ケアが抱える問題と在宅医療の問題とが混ざって難しい課題になっている。

緩和ケアの意義は、医師の間には広く根付きつつあり、緩和ケアを行わない医師でも、緩和ケアの重要さをおおむね理解しているし、緩和ケアの専門家への紹介を躊躇しなくなっている。現在では、より良い療養を願って、在宅での終末期医療を含め、ホスピスや緩和ケア病棟を患者や家族に提案するのが一般的になっている。(3) 新しい世代の医師が増えて意識が変わってきたことに加え、がん対策基本法に結実したような社会的な努力が反映している。

がんについていえば、緩和ケアと、徹底的な治療を高度で先進的に行うことは、優劣を争うような関係ではない。また、緩和ケアは、根治を目指した治療が無理になった場合の後始末ではない。緩和ケアは、治療の可否にかかわらず、より良い生活を提供するために必要だと認識されており、がんを含め、治療と同時に開始されるべきものとなっている。

同じように、在宅医療と病院での入院医療や施設療養との間に、優劣をつけるのは適当ではない。また、在宅医療は、病院での入院を打ち切られた場合の後始末ではない。治療の効率化と同時に、療養のために犠牲になる生活を最小限にするため、入院医療と在宅医療は使い分けられなくてはならない。

緩和ケアも、在宅医療も、消極的な医療でもなければ、コスト削減ばかりが目的の安上がりな医療でもない。根治のための治療や入院治療がなかったころに後戻りをしようとしているわけでもない。根治のための治療が発達してきたからこそ、緩和ケアを行う意義が高まり、入院治療が充実してきたからこそ、在宅医療の意義が生まれてきた。

在宅医療の進展が、新しい医療のあり方を形づくろうとしている。そこで、診療所や病院外来によって担われる医療と病院入院によって担われてきた医療の二つに、在宅医療という新たなステップが加わってきたことについて考えようと思う。在宅医療の意義を確認しつつ、在宅医療を提供する立場や受ける立場について考えてみる。

二　在宅医療の実施にあたって

(1) 在宅医療の「組み合わせ」

ホスピスや緩和ケア病棟での取り組みは、わが国では少しずつ普及してきて今も広がり続けている。専門家や強い関心をもった一部の人から始まって、これまでに、医師をはじめとする医療従事者の意識は大きく変わってきたが、まだまだ充分に緩和ケア施設が整っているとはいえない。今後も、残念ながら、ホスピスや緩和ケア病棟の施設の整備の速度が上がるとは考えられない。その一方で、在宅での緩和ケアの役割が大きくなっている。介護保険制度、がん対策基本法、在宅医療支援診療所制度といった環境が整備されて、ホスピスや緩和ケア病棟の恩恵を受けることができなかった人々にも、機会が開かれている。

高齢者人口の増加に伴って、死亡数は増加傾向にある。増加する死亡に対応し、最期を迎える場所が問題になる。この問題に対し、病院のような施設を充実させるという方針はとられていない。そのかわりに、在宅医療やケアを充実させるという方針になっている。この方針に従うと、在宅での緩和ケアは増加することになる。ホスピスや緩和ケア病棟の広がりが徐々にであったのとは異なり、在宅での緩和ケアのニーズは急速に増えるであろうし、それには迅速に対応していかなくてはならない。

在宅療養は、訪問診療医、在宅看護師、在宅介護業者、調剤薬局というようなさまざまな要素の組み合わせが必要になる。これに対し、これまでの病院での医療は、あらゆるサービスがパッケージになっていた。入院する病院が決まれば、担当医を中心に、看護師やその他のスタッフが自動的に決まってしまい、患者にとって選択の余地はなかった。しかし、在宅医療では、主治医となる訪問診療医が決まったとしても、看護や介護まで決まってしまうわけではない。在宅患者ごとに異なる組み合わせになり、患者や家族が選択していかなくてならない。ケアマネージャー（介護支援専門員）の役割も重要ではあるが、患者や家族の意思が尊重されなくてはならない。在宅で行われる緩和ケアの取り組みも、例外ではない。適切な組み合わせを、いかに選択するかが重要になる。

かつて、一般病棟やがん治療専門病棟と、ホスピスや緩和ケア病棟の間には、深刻な溝があった。ただし、溝があったといっても、ホスピスや緩和ケア病棟という施設も、病院という完結した機能の充実のための課題であった。在宅医療のように、「組み合わせ」に困るということはなかった。在宅療養を行うための組み合わせに無数の可能性があるために、適切な組み合わせができているのかという不安が生まれたり、在宅医療へのとまどいや躊躇が生まれている。

これまで、医療の発展といえば、病院の役割を確立し、高度な医療を実施することだった。ホスピスや緩和ケア病棟も、病院の発展の歴史の中で理解することができ、いかに、すぐれたパッケージを提供するかが大切だった。これに対し、組み合わせによって成り立つ在宅医療は、パッケージで提供される病院のケアとは異なっている。

「組み合わせ」の必要性から、在宅緩和ケアを含めた在宅医療は、医療従事者同士の関係や患者および家族の関係を変えていく可能性がある。医師の立場を変えていくだろうし、看護の位置づけや、介護の位置づけはもちろん、家族のあり方も変えてしまうかもしれない。病院の位置づけも、その延長で変化していく可能性がある。

(2) 在宅医療の提供者

今後、在宅での死の増加が進むと予測され、在宅での看取りの体制の充実を目指して、その前提となる在宅医療の充実が進められている。在宅医療を主に担っているのは在宅療養支援診療所(4)であるが、在宅医療支援診療所は一様ではなく、異質な背景をもったものがひとまとめになっている。異質性があろうとなかろうと、期待される役割は共通であるが、異質性によって、担い手のあり方に違いが生まれようとしている。

現在の在宅医療の多くは、慢性期の療養入院の長期化を減らすための在宅医療である。医療費の削減や、医療機関の負担の軽減の観点からの期待を受けている。在宅医療への移行の結果、病院の医療が在宅医療で代替されるばかりでなく、患者にとっては、入院によって制限を余儀なくされてきた生活を取り戻すことが可能になった。このような在宅医療は、在宅医療に特化した診療所によって担われていることが多く、増加する傾向である。

これに対し、特有の立場の医療としての在宅医療がある。在宅療養支援診療所の仕組みが整えられる以前から、病院では満足させることができないニーズを、在宅で満足させてきたという実績がある。

見方によれば、従来の開業医が行ってきた往診の延長にある在宅診療は、特有な医療を目指す立場の一つといえる。国民皆保険が成立して以来、一貫して、病院での死亡が増加する傾向が続いてきた。このため、看取りにおける開業医の役割は低下した。その中で細々ではあるが、いわゆる「町医者の往診」による自宅での看取りが続けられてきた。家族ぐるみの何世代にもわたる関係を背景とし、病院の入院医療とは一線を画した医療が、病院医療一色の時代にも続けられてきた。それは評価すべきである。しかし、このようなスタイルと今日の在宅医療とには差がある。新たな在宅療養支援診療所が増え、従来からの開業医が在宅医療で果たす役割を見直すべき時期を迎えている。

在宅療養支援診療所の運営は、外来中心の従来の開業医の業務の延長では難しい。一般的な開業医の診療所では、二十四時間体制の待機は耐えられない。「町医者」と呼ばれるような開業医たちは、訪問診療の導入以来、一時的には訪問診療に活発に取り組んでいた。しかし、負担に耐えられなくなり、現在は、徐々に手を引きつつある。昔ながらの往診と、今日の訪問診療の役割の違いが、かなり明確に意識されているのではないかと思われる。意識しているからこそ、在宅診療体制の縮小という選択が目立つようになってきている。

一方で、新設の在宅療養支援診療所は、比較的に容易に開業できると考えられ、多数が参入してきた。単にニーズがあるからという理由だけでなく、診療報酬の上で制度的に厚遇することで、在宅療養支援診療所の新設に拍車をかけてきた。しかし、新規に事業を立ち上げた場合でも、小規模の組織では、開業医の診療所と同じように重い負担の克服が課題になっている。在宅医療に特化した診療所でさえ、運営が困難になるものが出ている。

在宅医療は、現在、病院経営と同等か、それ以上に高度化した組織管理、経営管理が必要な事業になっている。従来の開業医にとっても、新設の在宅療養支援診療所にとっても、安易な経営は許されず、失敗や撤退というケースが多く見られることは問題である。

在宅医療の先行きには不明瞭なところがあるが、これまでに、慢性の療養についても、看取りについても、在宅への移行が可能であるということは実証されてきた。それと並行するかたちで、運営の難しさが明らかになり、従来からの開業医や小規模診療所が在宅医療から撤退し、しかるべき在宅療養支援診療所だけにしぼられつつある。

(3) 医師の心構えはどうか

医師は、緩和ケアを積極的に選択するようになっている。しかし、表面的な理解にとどまっているのではないかと思われることがある。

医師自身ががんで最期を迎える場合にふさわしいと考えているのはどこかについて、自宅やホスピス、緩和ケア病棟だという考えが一般的になりつつある。(5) 一般病棟や高度ながん専門施設で最期を迎えたいという医師は少なく、自宅やホスピス、緩和ケア病棟を希望するという回答が多い。

自分自身への姿勢をみる限り、表面的には、自宅やホスピス、緩和ケア病棟が、医師から評価されているようにみえる。緩和ケアを高度な医療分野の一つと考え、しかるべき専門施設が必要であるという認識は広まっているようにも思われる。しかし、必ずしも緩和ケアや在宅医療への充分な理解があるとは限らない。

緩和ケアは根治への期待が乏しい場合の医療にすぎないという考えは、まだまだ根強い。がん治療においては、緩和ケアは、早期からも積極的に行うべきだとされているが、それが浸透しているとはいえない。

在宅という回答ついても、注意が必要である。在宅医療の進展が評価されているためだとは、単純に考えるべきではない。在宅医療を評価する医師も多いかもしれないが、そもそも、ホスピスや緩和ケア病棟を含めた施設での緩和ケアへの期待をもっていない医師が、消極的な理由で在宅と答えている可能性を考えなくてはいけない。

がん対策基本法では、緩和ケアが取り上げられていて、医師をはじめとする医療従事者の意識の向上がうたわれている。がん対策基本法以前から医師の緩和ケアへの意識は高まってきてはいたが、がん対策基本法に基づく取り組みの成果で一層充実してきているとされている。しかし、いまだ、在宅緩和ケアに取り組むだけの認識が欠けている可能性がある。在宅緩和ケアを広め、在宅での看取りを進めるためには、医師の意識を高めることが今後も重要である。

(4) 医療を受ける立場の心構えのために

医師は、在宅医療やホスピス、緩和ケア病棟への移行によって、より良い医療が実現し、生活の質が向上することを期待している。しかし、患者や家族は、病院に「見捨てられた」と感じて、落胆することが少なくない。深刻な病状と向き合わなければならないため、患者にも家族にも、ある程度の落胆は避けられない。しかし、「見捨てられた」という意識は、知識不足や誤解によるもので、無用である。上手なコミュニケーションが状況の悪化を防いでくれることがあり、現場の医療従事者は、コミュニケーションに充分に配慮しなければならない(6)。

とはいうものの、コミュニケーションをいくら工夫しても、落胆を回避することは難しい。とくに、時期が遅くなっているにもかかわらず患者や家族に状況を受け入れる準備ができていないと、医療従事者が一方的に頑張っても、空回りになってしまう。その点で、緩和ケアについての説明を早期の段階から義務づけることに意味があるだろう。

アメリカの一部の州(カリフォルニア州やニューヨーク州)では、終末期を迎えようとする患者に対する緩和ケアについての説明が義務づけられている(7)。この法律の制定には、医師からの反対が少なくなかったという。反対といっても、緩和ケアの否定ではなく、医師と患者の関係に法律が介入することへの抵抗だった。緩和ケアについての判断は医師と患者の信頼関係の上で行われるべきで、そこに、わざわざ、公的な権力が介入する必要はないというのが、多くの医師の言い分だった。緩和ケアの効用が科学的に明らかにされ、緩和ケアの是非は論ずるまでもなく、いかに実施するかが問題であり、権力による強制に必然はない。

それでも、複数の州政府が法律にしようとした背景の一つには、インフォームド・ディシジョンを医療の基本にすえようという試みがある。患者自身が適切な選択をするためには、知識が必要である。その必要な知識は、判断を下さねばならなくなる前に提供されていなくてはいけない、と公的に定めたことになる。緩和ケアが必要な終末期での医師と患者の関係の基本を法的に明確にしている。

緩和ケアや終末期医療は専門性が高い問題であり、今日の日本では、医療関係の専門的な教育などを受けない限り、的確な知識は容易には身につかない。さまざまなメディアの活用も提言されているし、テレビ番組の充実やネット情報も目を見張る。しかし、的確な知識が事前に理解されていることはまれなことだと考えるべきである。実際のところ、患者や家族に受け入れる準備ができていないことが前提となる。

ところで、在宅医療への移行にあたっては、在宅医療を担当する医師から、早期の段階で説明を受ける機会に恵まれているわけではない。ホスピスや緩和ケア病棟では、比較的早期から、緩和ケア担当医とのつきあいが始まる。これに対し、在宅医療は、在宅緩和ケアに限らず、準備不足になっていることが多い。退院間際に慌ただしく準備が行われ、患者自身も家族も、よくわからないまま、不安をかかえて在宅での療養に移行することになる。

しかるべき説明を早期に行う必要があるが、それを誰が行うべきだろうか？　在宅医療の担当医が、病院でのがん治療中に説明に出向くべきだろうか？　病院の担当医の責務なのだろうか？

在宅医療に移行し、最終的には緩和ケアを受けるという状況において、どのような立場の担当者から、どのようなタイミングで、どのような内容の説明をするべきか、しかるべき指針の作成が必要であるが、未整備である。

三　在宅医療を加えた新たな連携システム

(1) 医療の連携システム

診療所と病院という区分は、医療法で定められている。入院病床二〇床以上が「病院」である。一九床以下あるいは入院病床をもたない医療機関が「診療所」である。さらに、一九床以下の入院病床の診療所を「有床診療所」と呼び、入院病床をもたない診療所を「無床診療所」と呼んで区別している。以前は、有床診療所の入院期間に制限があるなど、病院と有床診療所との間には大きな違いがあったが、現在の違いは規模である。

おおまかに言って、医療には外来と入院という二つの場面がある。その場面を、患者が行き来する。ここに在宅医療が加わって新たな連携システムが構築されようとしている。とくに、終末期をいかに過ごすかという面から、在宅医療を重視する必要がある。

とはいうものの、在宅医療を提供する在宅療養支援診療所のあり方も過渡期であるし、医師の意識も、医療を受ける側の意識も、新たなシステムを受け入れる段階にはない。まず、既存の仕組みと差異についての整理が必要である。患者が、外来通院をしているのか、入院しているのか、在宅療養をしているのかで、医師と患者の関係は変化する。医師の立場も変わってくるし、看護スタッフとの関係、介護との関係が変わる。家族の立場も変化する。

(2) 二段構えの医療

診療所の医師がかかりつけ医の役目を担当し、病院には、かかりつけ医から紹介されて受診するという二段構えの仕組みが提唱されている。かかりつけの診療所が一段目であり、紹介されて受診する病院が二段目となる。一般に、一段目の診療所には、あまり高度な専門性や技術、施設は必要がないと考えられている。一方で、二段目に相当する病院には、高度な専門性や技術、施設が用意されており、一段目で手に負えない場合に役に立つ。病院には入院設備が整備されており、入院治療が行われる。病院では、かかりつけ医から依頼された内容が解決したところで、患者はかかりつけ医の診療所に戻されることになる。

イギリスやカナダなどの国では、一段目と二段目の区別は明確で、しっかりとした役割分担ができている。かかりつけの診療所からの紹介がないと病院受診はできない。プライマリケア医、あるいはジェネラルフィジシャンと呼ばれる医師が、かかりつけ医の役目を果たしている。かかりつけ医の仕事は、日頃の診療と、必要な場合の適切な病院への紹介であり、必要に応じて、病院での治療後の長期にわたる管理を行っている。

二段構えのモデル自体は単純であるが、日本の現状にはうまくあてはまっていない。これは、診療所も病院も、単純な二段構えのモデルになじまない運営が行われているからである。日本人にとって病院と診療所の区別は曖昧で、明確ではない。病院が一段目の役割まで担ってしまっていることが多く、二段構えの構造を想定したときの問題になる。

日本の病院は、診療所から発展したものが多く、病院へと発展する中で、診療所の機能がそのまま残ってしまっている。高度な専門性や技術が期待されているのに、そうしたものが必要のないような外来診療も行われ、施設とアンバランスな外来診療が、病院では続けられている。日本では、診療所が専門を大きく掲げる一方で、一般的な疾病を病院が診療していることが多い。また、病院が長期にわたる療養の管理を担っていることも多い。

病院に発展する過程で、診療所が担うべき外来の機能を整理していれば、病院と診療所の役割分担は明確になり、区別も容易になっていただろう。しかし、役割を明確に打ち出している病院は少なく、多くの病院は巨大診療所になっている。はじめから病院として設置された場合でも、病院は大々的に外来診療を行っている。一方で、診療所のほうも、かかりつけ医を目指している一部の診療所を除けば、専門性を柱にした経営を行っていて、ミニ病院であると位置づけて自らをアピールしているように思われる。

(3) プライマリケアの主張

プライマリケアの立場が確立している国々では、かかりつけ医には、専門科の枠を超えた、広い範囲の初期診療と管理が期待されている。一方で、かかりつけ医で対応ができない疾病や検査、処置については、病院や専門の診療所へ紹介されることになる。

このような二段構えのモデルが理想的であると、プライマリケアや地域医療、家庭医療の充実を目指す立場から主張されている。一段目のかかりつけ医にまず受診し、必要に応じて二段目にあたる病院の紹介を受けるという流れを確立しようとしている。医療の効率化を目指す医療経済の立場からも、二段構えが支持されている。患者の健康にとっても、かかりつけ医を確保しておくことは、さまざまなメリットがあるとされている。

しかし、診療所と病院の役割分担が明確でないためか、日本では、かかりつけ医をもつことが普及していない(8)。日本の患者は医療機関を自由に選ぶことが認められていることもあり、自分の判断で好みの医療機関を見つけることが普通になっている。医療機関が限られていて、他の医療機関を受診できない僻地のような条件では、事実上のかかりつけが成立していることもあるが、例外である。

感染症を中心とした急性の疾病であれば、かかりつけ医であるかどうかはともかく、受診しやすい医療機関にまず受診することになる。重症度が判定され、必要に応じて二段目にあたる病院への紹介が手配される。多くの疾病は適切な治療で完治するものなので、治癒後は普通の生活に戻ることになる。必要に応じて、患者は、いったん、紹介元へ戻される。子どもの急性疾患の多くは、このモデルが有効である。

慢性疾患で継続的に定期的に通院して管理を受けている場合、その主治医がかかりつけ医に実質的に相当する役目をしていることがある。高齢化が進んで、このようなケースが増えている。必要があると、慢性疾患の主治医が他科に紹介を行っている。継続的に治療中の慢性疾患は基礎疾患として問題になるので、このような主治医を中心とした仕組みは現実的である。他科の医師や病院は、問題を解決した後に、慢性疾患を治療している主治医に、診療の結果を報告するとともに、患者を戻すことになり、日頃の管理に戻ることになる。このような体制は、慢性疾患の主治医を一段目とする二段構えの構造になっている。

二段構えの体制が成り立っていることもあるが、多くの場合、プライマリケアの主張にはなじまない。患者は、疾病や症状に合わせて、自らの考えで医療機関を選んでいて、二段構えの体制は、ほとんど意識されていない。医療機関の側は診療科を標榜して患者を確保しており、診療所のほとんどが専門を掲げている。その結果、自らが見立てた症状やちまたの評判を頼りに、診療科に合わせて患者は複数の医療機関、複数の診療科に受診することになる。患者側に、かかりつけの診療所をもとうという発想は乏しい。一方で、複数の医療機関を受診するのはわずらわしい。そこで、さまざまな診療科をもった病院が好まれてきたようだ。

二段構えの構造を確立しようという主張については、専門性をベースにした開業医を含め、多くの医師が冷ややかで、プライマリケアや地域医療、家庭医療の充実を目指す流れは一部にとどまっている。多くの医師が、専門医教育を受けてきたという背景があるからだと考えられるが、プライマリケアの充実を主張する立場も、本当に必要とされているものを主張しているかといえば疑問であり、患者の意識を反映してはいない。

プライマリケアや地域医療、家庭医療を目指す総合的な医療を行う医師が一段目を担当するのが望ましいと主張されている。しかし、慢性疾患を抱えた患者が多くなっていて、その疾患の専門医である主治医にまかせたいというのが患者側の希望である。慢性疾患の場合、総合的な医療を行う医師をかかりつけ医としたほうがよいのか、専門医である主治医に任せるべきかは、調査や研究によって明らかにされなくてはいけないが、現在のところ、総合的な医療を行うかかりつけ医の必要性には説得力はない。

二段構えの構造は、シンプルであり、シンプルであるため、さまざまな状況にあてはまる。プライマリケアで主張されるような二段構えのモデルだけでは、現在進行中の変化を明確に説明することができない。プライマリケアや地域医療、家庭医療の立場にこだわっていれば、理屈の通った主張は可能である。しかし医療や福祉を提供するにあたり、真のニーズの把握が遅れ、必要な医療の提供に失敗してしまうことになりかねない。さらに付け加えるなら、プライマリケアを主張する人たちには、さまざまな立場があり、シンプルなモデルのもとで、それぞれが異なる理想を描いている。

(4) 医師にとっての「外来」と「入院」

患者の状態が重症である場合や高度な処置を行う場合に、入院が必要だと判断される。この場合、病院に入院することになる。この状況は、二段構えの構造の二段目にあたる。入院によって、家庭では提供できないようなケアを提供したり、生活に制限を加えて疾病を管理し治療する。病院は、入院施設とそれを支えるスタッフをもっている。入院施設については、有床診療所もあるが、事実上、病院とは規模の違いになっていて、減少傾向にあり、一般的な存在ではなくなっている。病院入院に類似したかたちのものとして、医療サービスの密度が低い高齢者施設の入所サービスなどもある。

しかるべき診療ができる環境であれば、外来であろうと入院であろうと、本来ならどちらでもよい。二十四時間の観察でさえ、家庭で行うことも不可能ではない。しかし、実際に行うとなると、さまざまな負担がある。その点からみると、病院への入院は効率的である。特殊な機材や設備を個人で用意するのは現実的ではないし、専門スタッフを常時確保するのも容易ではない。入院のニーズは、集約された施設を共同で利用することで、効率が高まる点から生まれている。

入院は、ニーズに応じたタイプ分けができ、入院施設をさらに機能分けしようと試みられてきた。病院は、急性期、回復期、療養型に分類されている。医療サービス供給側からの発想で、看護スタッフや介護スタッフのスキルや必要とされる人数による区別が日本では多く用いられている。

日本の二段構えの仕組みは、プライマリケアと専門医療という提供される診療内容からの連携というより、「外来」と「入院」という診療体制の連携である。一段目にあたる「外来」診療と、二段目にあたる「入院」診療の違いは、日本の場合、担当する医師の専門性が違っているというよりも、施設に高価な医療機器があるかどうかや、入院を世話するスタッフがいるかどうかの違いである。

一段目と二段目をプライマリケアの観点から区別しようという主張は、診療所と病院の違いや、総合医と専門医の違いを確立するという発想を背景にしている。しかし、そのような試みは、日本では、あまり発展しているとはいえない。日本の病院の多くは、同じ病院内で他科受診ができるという点が魅力の巨大な診療所の集合体であり、患者が欲しているのは、自分の慢性疾患の主治医をしてくれる専門医である。そうした背景をもつ現在の仕組みを、わざわざ、根本的に変えようという試みは、これまではうまく進んでいない。

より総合的な医療を提供することを目指すことには意義がある。とはいうものの、そのことと、プライマリケアの観点からの二段階の構造の確立は別の問題になっている。日本の医療にとって、一段目と二段目の違いは、医師の総合性の問題ではなく、医療機関に高度な施設が整っているかどうかという問題であり、入院療養に適しているかどうかである。

プライマリケアや地域医療、家庭医療という総合的な医療を目指す立場からみれば不十分だと判断されるかもしれないが、慢性疾患の主治医が、診療所であろうと、病院の外来であろうと、かかりつけ医が果たさなくてはならない役目の多くをすでに担っている。一段目の役割をプライマリケア医が担うことには意味があるかもしれない。しかし、それは、二段階の構造を作ることではなく、一段目の担当者を入れ替えることにすぎない。

(5)「退院後医療」

二段階の構造では、一段目と二段目が連携を図ることになっている。たとえば、診療所から病院への患者の紹介が行われる。病院での検査や処置を終えた後は、再び、一段目の診療所に戻ることになっている。病院から診療所への逆方向の紹介の流れをみてみると、元の診療所に戻るのがよいと漠然と考えられている。そこに、工夫の余地がある。

一段目から二段目に移行するための紹介に比べ、その逆はスムーズではない。慢性疾患では、退院してからも、何らかの継続的な医療が行われることが多い。とくに、高齢者では、機能が入院前に比べて低下してしまうことが少なくない。そのための退院後の仕組みが重要である。

病院からの逆方向の紹介については、単純な逆方向の紹介だけでなく、他へとつながるルートも必要である。これまでの発想は、退院時の逆紹介を、単純な逆方向の流れであるととらえてきた。また、病院で疾病が改善して、かかりつけ医の外来診療に戻ってくるというのが前提で、機能が低下してしまうようなケースは、望ましくないことであるためか、あえて見えていないかのように扱ってきた。しかし、そのようなケースは少なくなく、むしろ増加している。入院前に比べて生活の機能が落ちてしまった患者のケアの重要性は増している。

悪化する病状についてもっとも真剣に対応してきたのは、終末期を扱う緩和ケアやホスピスであろう。終末期の緩和ケアに加え、療養病床や老人施設も、在宅療養も、入院前に比べて下がってしまった生活の機能が前提になる。下がってしまった機能に対応するための医療や緩和ケアには、特有の力量が問われる。

一段目に普段のかかりつけ医がいて、二段目に必要がある場合の病院があるという二段構え構造には、三段目が加えられるべきである。三段目は、機能の低下や終末期という生活全般へのケアが必要な患者のためにある。ひとたび三段目の患者になると、急性の合併症で二段目にあたる病院を利用することはあるかもしれないが、社会復帰は難しく、なかなか、一段目に位置するかかりつけ医への外来通院は難しい。

これまで、三段目を三段目と意識せず、一段目であると誤解してきた。それが、「逆方向」の紹介という狭い発想につながっていたし、病院と退院後の療養の連携を滞らせてきたといえる。

四　三段目としての在宅医療

(1) 三段構えの療養の場

一段目のかかりつけ医の外来通院と、二段目の病院での入院、三段目の低下していく機能を抱えた療養では、患者の状態に差があるだけではなく、関与する人々の役割が異なっている。

一段目のかかりつけ医の外来通院では、患者は家庭にいて、受診時だけ、かかりつけ医の外来を訪れる。患者にとって、医療を受けるのは一日のうちのほんの一部分で、療養を含め、患者は自由に振る舞っている。看護スタッフは、診療所の診療の補助に従事していて、患者や家族の相談を受けたり、指導を行うことはあるが、役割は大きいとはいえない。診療所は医師のもので、そこに患者が訪れ、看護スタッフが手伝っている。

二段目の病院では、専門的な外来での外来検査、外来処置も行われるが、入院が主な役割である。入院患者は、一日中病院にいて、すべてが療養のための時間になっていて、拘束されており、管理が行われている。実際には、処置や検査がない時間が多いので、院内や病棟内で自由にすることはできるが、自由に外に出ることができるわけではない。病棟の管理運営は看護スタッフの役割である。医師は病棟を訪れ、診療を行ったり、看護スタッフへの指示を行うが、病棟は近代看護が前提にあり、ケアの中心は看護スタッフである。

三段目は、二つに分けられる。その一つとして、病院の延長の施設として、慢性期の療養病床や高齢者施設がある。緩和ケア病棟やホスピスも、病院延長として考えることができる三段目の施設といえる。看護スタッフに介護スタッフが加わって、ケアが行われているが、基本的な構造は病院と変わらない。

これに対し、在宅医療は、機能が低下してケアを必要する患者が家庭におり、家庭で訪問看護や介護のサービスが行われている。病棟や施設で行われていることを家庭に移したもので、医師は、患者の家を訪れる。ケアの主な担い手は、家族であったり、訪問看護であったり、介護サービスであったりする。

医師が患者の家を訪れるという点では、在宅療養は、昔ながらの往診と変わらないようにみえる。今日の在宅療養が昔ながらの往診と異なる点として、医師の訪問診療による病状管理という内容面に加えて、近代的な看護を前提としている点がある。一段目のかかりつけ医の外来の変形が往診である。これに対し、現在の在宅医療では、日常的な管理が行われており、むしろ二段目にあたる入院の変形である。ただし、二段目と三段目には、療養に生活を合わせるのか、生活に療養を合わせるのかという差がある。二段目の病院での入院医療では、全生活を管理する。患者は、生活のすべてを療養に合わせなくてはならない。これに対し、三段目にとって、療養は生活の一部にすぎない。

在宅療養に相当するような管理は、以前からも、富裕な家庭等で看護師や介護者を雇い、かかりつけ医の往診を受けながら行われていた。しかし、ほんの一握りで行われていたにすぎず、一般の家庭では難しかった。それが、健康保険や介護保険でカバーされるようになり、普及が始まった。国民皆保険によって、受診や入院が容易になって、大きな変化があったのと同じように、在宅療養が健康保険や介護保険でカバーされたことによる変化が起きている。

(2) 医師と療養の場の関係

日本の場合、病院と診療所の役割分担が明確ではない。そればかりか、かかわる専門職の役割分担も明確ではない。病院内の病棟の管理運営についても、看護スタッフだけでなく、医師の関与が強い。病棟や看護スタッフは、医師や各科の医師というチームに付属するものになっているのが一般的である。それが、在宅医療の進展によって変化していくかもしれない。

医師の医療へのかかわり方は、国によって異なっている。[9] たとえば、日本とアメリカの医師には病院へのかかわり方に違いがある。日本の病院の医師は、病院に雇われている。例外があるとすれば、病院や診療所のオーナーである。これに対し、アメリカの医師は、病院に雇われている医師もいるが、多くが契約によって病院を利用する利用者である。医師は一人前になると多くが自らのオフィスを構え、必要に応じて病院の施設を利用して、処置や検査を行ったり、入院治療をする。

日本の病院の医師は病院の一部であるが、アメリカの医師の多くは病院から独立した主体である。医療費についても、医師に対して支払われるドクターフィーと呼ばれる費用と、病院という施設に支払われるホスピタルフィーと呼ばれる費用がある。医師は必要に応じて病院に経費を支払うこともある。形式上、病院に雇用され、給与を受け取る形態をとっていても、医師は、独立した存在である。

日本の医師は、病院に雇用されているか、病院の経営者であるため、病院にとって、医師が「顧客」であるという発想がない。これに対し、アメリカでは、病院にとって、医師も「顧客」であり、病院は、患者以上に、医師を惹き付けることを怠っていない。そうでないと、医師は、患者とともにすぐに別の病院に移ってしまう。

日本でも、病院での医師の診療について、「ドクターフィー」導入の議論があるが、アメリカとは根本的に異なっている。近年、技術のある医師への病院からの報酬として技術料を与えるところが出てきているが、診療報酬はあくまで病院が受け取る。医師が、医療費を受け取る主体になっているわけではない。

このような医師の立場は、日本の医療チームのあり方を決めている。日本では、看護チームにとっても、事務のチームにとっても、医師は、同僚である。ところが、現在、着々と発展している在宅医療は、これまでの日本の医療よりも、アメリカの医師の制度のように医師が独立した存在になっている。

(3) 訪問看護ステーションによる看護の独自性の発揮

在宅医療は、訪問診療をする医師と、訪問看護から成り立ち、それに介護などのサービスが組み合わさっている。在宅療養支援診療所と、訪問看護ステーション、それに介護サービスは、お互いに独立である。訪問看護ステーションにとっても、介護サービスにとっても、医師は外部の存在である。

患者は訪問診療にあたる在宅療養支援診療所を選べるが、それに加えて、訪問看護ステーションを選ぶことができ、さらに、介護サービスを選ぶことができる。医療と看護と介護の組み合わせを作ることが、在宅療養の第一歩になる。

実際の問題としては、患者や家族が、すべてを選んでいくというのは難しく、結局、内容を吟味することもなく近所のサービスを利用したり、退院時に紹介されたサービスをそのまま継続しているということが多いと思われる。また、病院を経営する法人が実質的なグループを作って、パッケージ化されたものを提供することも少なくない。

今後、それぞれの在宅療養支援診療所や、訪問看護ステーション、介護サービスが、個性を発揮したサービスを展開するようになれば、状況は変化するだろう。診療所を選び、看護を選び、介護を選ぶという仕組みは、今後、浸透していくものと思われる。

訪問看護ステーションの展開は、在宅療養の展開の鍵である。近代的な看護は、医師が行う医療とは独立した性格が強く、疾病を取り扱うというより、療養の過程で起こる問題を取り扱ってきた。ところが、日本の病院は、医師中心の診療所の機能を抱えたまま病院へと発展してしまい、看護の立場が曖昧になってしまった。在宅医療は、その問題を克服するきっかけにもなる可能性をもっている。

(4) 在宅療養にかかわる医師と看護師のあり方の変化

病院の病棟は、患者の療養の世話を専門性とする看護スタッフが運営を担っている。入院してみると、医師に比べて看護師に接する時間が圧倒的に長くなるのが一般的だ。しかし、日本の病院の多くは、看護スタッフが担うケアの充実を、医師が行う疾病の診療の次に置いているように思われる。医師の視点で、診療所が拡大するかたちで、病院が発展してきたからであろう。

在宅療養では看護は独立している。日本の医療の中で、本格的に看護が独立した役割を与えられた最初の場所が、今日の在宅療養であるのかもしれない。これまで、中途半端なかたちで、医師が行う医療の中に閉じ込められてきた看護にとって、独自の発展が期待できる領域である。

在宅医療では、病院の病棟では充分には発揮できなかった近代看護の独自の試みを実現していくことが可能である。その結果、これまでの病院で行われてきた病棟の運営が、望ましいものであったのかも反省されることになるだろう。在宅療養の発展により、病院は、病院でなくてはできないものを確立しなくてはならない。病院の看護師は、医師が行う医療を補っているだけでは、役割を充分に果たしたことにはならない。

医師の立場にも、変化が生まれてくることになると思われる。在宅医療では、別々の訪問看護ステーションと協働する中で、看護の独自性を認めて連携していこうという医師が生まれてくるであろう。その姿勢は、入院医療にも発展し、独自性をもった看護が行われる病棟を選ぶ医師が登場するであろう。その反対に、看護に関する領域の独自性よりも、医師の手による治療の先進性を優先し、あえて看護の独自性を制限し、あらゆることをなるべく医師自らの手で扱っていこうという立場も生まれてくるだろう。その両者は、大きく分かれていくことになるだろうが、どちらも従来のあり方から離れていくことになる。

これまでの日本の医師は、看護に対する立場や、病院という仕組みに対して、自らをどのように位置づけるかを考える必要はなかった。病院は、医師が開いた診療所が大きくなっただけのもので、看護スタッフは補助者だった。日本の医師の仕組みには、メリットがあるという議論もある。しかし、在宅療養の進展によって、医師は、近代的な看護というものがどういうものなのかを理解し、どのように振る舞うべきかを決断するように迫られることになるだろう。

五　まとめ

在宅医療を話題にしたときに、議論がかみ合わないことがある。いろいろな意味が込められすぎているからで、皆がそれぞれの理解で考えている。私は、在宅医療が意味しているのは、居宅という場所での医療ではなく、急性期および回復期の病院を退院した後の療養の仕組みの一つであると考えている。在宅医療が必要な状況では、患者は単に機能が低下しているだけでなく、社会復帰が可能なまで回復することは難しくなっている。この状況に対応するためには、従来からの外来通院や、入院治療では不十分である。療養のための在宅医療は、第三の医療であり、行き着くところは、治癒ではなく、看取りである。在宅医療の対象は高齢者には限らないが、高齢者の療養についていうなら、在宅医療と緩和ケアは、不可分である。

在宅医療によって、わが国の医療が変わろうとしている。従来、わが国では、診療所と病院の関係がしっかりと整理されているとはいえなかった。診療所と病院の二段構えの仕組みが主張されていて、在宅医療は、一段目にあたる診療所が担うべきだと漠然と考えられてきた。しかし、現在の問題は、疾病を抱え、機能が低下している患者の療養をどうすればよいかということで、診療所と病院の二段構えの役割分担の発想では、対応できない。機能が低下し、社会復帰が困難になった患者のケアのための三段目の発想を新たに作る必要がある。

三段目を実現するために、在宅療養支援診療所と訪問看護ステーション、各種の介護サービスが登場してきた。それぞれが独立しており、それを選択して組み合わせることが可能になった。医師、看護師などがひとまとめのパッケージになっている病院とは異なっている。

訪問看護を通じて、診療所や病院では難しかった看護の独自性が確立される可能性がある。医師のあり方にも、在宅医療が引き金になった変化をもたらす可能性がある。これまでの医師は、病院の一部という立場であったが、独立の主体という面を強くしていく可能性がある。

緩和ケアは、これまでに、医師にも一般の国民にも広く受け入れられ、在宅緩和ケアも好意的にみられるようになっている。しかし、充分な理解のために、一層の取り組みの余地がある。とくに、患者に対しての説明については不充分であり、どのようなかたちで早期から説明していくのかが明確になっていない。

在宅医療は、診療報酬の面で優遇されていることから、新規の参入が盛んであるが、高度な組織運営や経営が必要になっている。その難しさを克服できない診療所も出てきている。増加する高齢者に対応するために、在宅医療や在宅緩和ケアの整備が迅速に進められている。それを通じて全般的な医療のあり方までもが、変化しようとしている。そこにかかわる人々の意識の変容が課題になっており、これまでの日本の医療のあり方についての根本的な問題にまで迫ろうとしている。

注

（1）平成一九年に施行された改正医療法第三十条の四に定められている。五疾病とは、厚生労働省令で定められたがん、脳卒中、急性心筋梗塞、糖尿病、精神疾患。精神疾患は、平成二五年から。五事業とは、救急医療、災害時における医療、へき地の医療、周産期医療、小児救急医療を含む小児医療。関連する通達しては、厚生労働省医政局長「医療計画について」（医政発０３３０第28号　平成二四年三月三〇日）。

（2）厚生労働省「在宅医療の推進について」 <http://www.mhlw.go.jp/seisakunitsuite/bunya/kenkou_iryou/iryou/zaitaku/index.html> (2013/1/20)。

（3）厚生労働省　終末期医療のあり方に関する懇談会「終末期医療のあり方に関する懇談会報告書」平成二二年一二月。

（4）制度としては、二〇〇六年に創設された。二〇〇八年には、在宅療養支援病院も創設されている。また、二〇一二年には、機能強化型在宅療養支援診療所・病院が創設されている。

（5）早野恵子「ターミナル・ケアに関する学生・看護婦・医師の意識調査」 <http://www.smhf.or.jp/archive_r/data/2000_0029.pdf> (2013/1/20)。

（6）前掲、厚生労働省「終末期医療のあり方に関する懇談会報告書」、および、（財）日本ホスピス緩和ケア研究振興財団「遺族によるホスピス・緩和ケアの質の評価に関する研究」（研究事業責任者：志真泰夫）（二〇一〇年三月三一日）。

（7） ニューヨーク州Department of HealthのホームページPatients’ Rights in New York StateのPalliative Careの説明<http://www.health.ny.gov/professionals/patients/patient_rights/palliative_care/information_act.htm>（2013/1/20）、および、Astrow, A.B., Popp, B., “The Palliative Care Information Act in real life”. *N Engl J Med.* 2011 May 19; 364(20): 1885-7.

（8） 日本医師会総合政策研究機構　江口成美「第3回 日本の医療に関する意識調査」日医総研ワーキングペーパーNo.180（二〇〇九年一月五日）。< http://www.jmari.med.or.jp/research/dl.php?no=389>（2013/1/20）

（9） 橋本英樹、泉田信行編『医療経済学講義』東京大学出版会、二〇一一年。

Ⅲ

東日本大震災からの再生に向けて

忘れない
――死を見つめて生きる――

尾形　妙子

一　はじめに

二〇一一年（平成二十三年）三月十一日午後二時四十六分、宮城県沖を震源としたマグニチュード九・〇の巨大地震が発生し、最大震度は宮城県栗原市で震度七、宮城県、福島県、茨城県、栃木県で震度六強を記録しました。

また、地震のみならず太平洋沿岸を中心に巨大な津波を引き起こし、とくに東北地方から関東地方の太平洋沿岸では大きな被害を受け、死者・行方不明者は二万人近くにのぼりました。世界を震撼させた自然災害であり、私にとっても生涯忘れることのできない悲痛の出来事となりました。

最愛の夫、次女と長男、愛犬、そして二十三年間暮らした家を一瞬にして津波はのみ込み、私から人生も未来も、そして、夢も希望もすべてを奪いました。

人間はスーパーコンピューターが開発できる知能と技術があっても大自然の驚異には手も足も出せないのです。

「共存」という意味をこれほどに残酷なかたちで思い知らされ、ただ茫然自失でした。

しかし、私たちはこの事実を忘れてはいけないのです。地球上で起こったこの惨劇は自然と共存する者である以上避けて通れません。これからも起こりうる出来事です。

ただ、願わくは、こんな思いを二度と誰一人として経験しませんように。私は遺された者として、この現実と喪失の痛みを伝え、少しでも多くの方にこの地域住民の全人的な痛みを共有していただき、支援を求め続けなければならないと思っています。

二　東北地方太平洋沖地震による津波

今まで経験したことのない衝撃と揺れに、誰もが身の危険を感じたはずです。

「これが宮城県沖地震なのだ…。ついに来たのだ」。病院内の自室を飛び出て廊下に出たものの床に座り込んだまま動けず、病院が崩壊するのでは、と思うほどの揺れは三～四分続きました。

しかし、その時点では津波のことなど想像する余裕はありませんでした。ましてや一〇メートル以上もある津波が太平洋沿岸に押し寄せてこようとは、誰もが考えていませんでした。

私には看護部の管理者として大きな役割と責任があります。まず、病院内の被害状況を把握するため病棟、外来に向かいました。入院している患者や外来患者の安全確保、そして救急患者の受け入れ体制や物品の整備は早急に必要な事項でした。幸いにも病院建造物の大きな被害は見当たらず、患者の被害もなく院内のスタッフも冷静かつ適切に対応していました。

しかし、院内のスタッフは私をはじめ、地域の状況を知る由もなく、ただ自分の任務を果たすことに集中していました。ここを守らなくてはいけないと。

誰からともなく聞こえてきた「津波…」という言葉を聞くまでは。

三 「死」を見つめる

(1) 感情の遮断

「津波が来る」。その言葉で急に胸が苦しくなり、息苦しさを感じたのを覚えています。多分それが「恐怖」だったのかもしれません。その感情に無意識で抵抗していました。心の中で何かを必死に否定していました。「大丈夫、大丈夫だから」と。

しかし、このころから私の記憶は断片的で時系列もばらばらになりはじめました。

続々と運ばれてくる低体温症で瀕死の患者をみんなで必死に温め、救命の処置をしました。考えることをあえて避け、自分に業務の使命感を強いて、恐怖と不安をすり替えていたのでしょうか。あるいは、その現場に立っていられるための無意識の防御反応だったのかもしれません。立ち止まっているより動き続けているほうが精神的に落ち着きました。そして、疲れも感じませんでした。いつ寝ていたのか、いつ食べていたのか、記憶がありません。

今考えると「魂の抜け殻」だったように思います。

当初、家族と連絡が取れずに不安な気持ちでいるスタッフは私だけではありませんでした。

しかし、病院周辺が浸水し、その中で家族が病院まで訪ねてきて感動的な再会を果たすことができる者とそうでない者との感情の格差が、確実に出はじめていました。時間の合間に、連絡が取れない家族を避難所や自宅周辺に捜しに出るスタッフと、ともに励まし合いました。また、びしょ濡れになりながらやっとの思いで病院に無事を伝えるために駆けつけてくれた人たちがいました。そんな惨状の中で何よりもうれしかったのは、職員全員が無事であったことがわかった時でした。

「よかった、本当にみんな無事で良かった……」。みんなで喜び合いました。

(2) 時が止まる

震災の六日後だったでしょうか。検視官として京都から派遣されてきた弟から知らせが届きました。「近くの体育館で志保らしき女性を見つけた」と。

体育館で目にしたものは、もはやこの世の光景ではありませんでした。数百体の遺体が体育館の中に整然と並べられて、何の音も耳に入ってきませんでした。何を言われたのか、どういう行動をとったのか、何も覚えていません。そして、私自身の存在も自覚できなくなりました。一体何が起きたのか。「悲しい」という感情ではありません。感情は完全に麻痺し、停止しました。何もかもが現実の事として理解できず、茫然自失の状態でした。

白いビニールに包まれて、次女の志保の身体はそこにありました。左の頬に擦り傷がありましたが、でもきれいな顔で眠っていました。大切に手入れしていた長い髪の毛がもつれていて、「かわいそうに」と思ったことを覚えています。

数日後、夫と長男の剛（ごう）は運河に沈んだ車の中で、夫が剛を後ろからしっかりと抱きかかえるような状態で発見されました。眠っているような穏やかな表情でした。夫には何度もお礼を伝えました。その瞬間まで三人の家族は確実に一緒でした。優しいけれど気骨のある夫は最後まで遺される私のことを考え、少しでも苦しまないように悲しまないようにと息子をしっかりと抱え、優しい表情を遺してくれたのだと思いました。ただ、私だけがここに一人でいることがむしろ不自然に思えました。その時の私には生と死の境が見えませんでした。

(3) 自分は今どこにいるのか――捜し求める

夫、次女の志保と長男の剛、そして愛犬のマッシュ。家族すべてを喪くし、私は自分の未来をも失った気がしました。恐怖すら感じ、自分という存在も消えて無くなればいいと思いました。

しかし、何かの間違いかもしれない、悪い夢を見ているのかもしれない……。そんなことを考えながら自分の納得のいく答えを捜し求めていました。

家族と過ごした歳月は幻じゃない。「そばに行きたい、みんなと同じ所に行きたい…」と何度も思いました。それが一番自然なことだとも思いました。

(4) 証し

志保は二〇一一年の二月に「保健師、看護師国家試験」を受験していました。大学の先生から合格の知らせを受けたのは三月末でした。合格を電話で聞いたとき、瞬間に志保のうれしそうな笑顔が見えました。二人で抱き合って喜び合えるような錯覚で心がちぎれそうになりました。

「どうしても免許証を志保に届けてあげたい。みんなと生きた証しが欲しい……」という思いがわき上がりました。その一心で、何のためらいもなく、いろいろな方に相談しました。その時の自分になぜそのような行動が起こせたのか今でもわかりません。ただ、志保からのメッセージを強く感じ、それを自身の希望につなげていたように思います。ずっとそばにいたい、忘れたくない、みんなに忘れて欲しくない。ずっと家族からのメッセージを感じていたい。その想いがその時の行動につながったのだと考えます。

そして、国は動いてくれました。死亡者には交付できないという規則で残念ながら国家免許証はいただけませんでしたが、特例として当時の厚生労働省の細川律夫大臣より「合格証書」を発行していただくことができました。一つの想いが多くの人に伝わり、こんなにも早く実現できるなんて思いもよりませんでした。「きっと、みんなそばにいてくれる」と感じた瞬間でした。目には見えないけれど家族はそばにいる、これからもずっと、ずっと……。とても、大きな「証し」をいただきました。

(5) 葬儀の意味

みんなと一緒に生きた証しをこれからたどりたい。忘れたくない。そんな気持ちを支え導いてくれたのは「葬儀」でした。

その時間は、私たち家族がこの世に存在し、つながっていたという確信をもたらしてくれる時間でした。夫や娘、息子がこの世で出会いお世話になった方々から　たくさんの声掛けをいただき、私の知らない思い出話をたくさん聞かせていただきました。

葬儀の中で、三人の魂が光を放ちながら生きていたことを知りました。希望を失い、悲しみの中にありましたが、葬儀では、私がこれから生きる糧としてのたくさんの力をいただいたような気持ちでいっぱいでした。三人もきっと葬儀ができたことを喜び、参列していただいた方々に感謝しています。私の気持ちにも少し安らぎをいただけた、温かい光に包まれた式でした。

「葬儀」は人生の終焉のためではなく、これからを生きるためのものなのでしょうか。三人が私の背中をそっと支え、押してくれたような気がしました。

(6) 支え

人は自然に生かされ、誰かを支え、支えられて生きています。今、私の一番の心の支えは納骨室にいる夫と娘の志保、息子の剛です。

お寺の中にある一室の納骨室に通い、三人の家族と心の中で語らいます。たくさんのお花を飾り、お灯明とお線香を灯し、ゆっくりと寛ぎ、気持ちを表出する時間がもてます。

もちろん、生きて私をそっと支えてくれている方もたくさんいてくださいます。定期的にメールをくれる友人、三人の思い出話を一緒にしてくれる親族、夫や娘、息子の友人など。

アパートには位牌を納める小さな仏壇を置き、お花を飾り、たくさんの写真や果物などに囲まれたにぎやかな祭壇となっています。これらの「存在」が今の私の心の拠りどころになっています。

喪ったものは大きすぎるけれど、いただいたものもたくさんあります。一つ一つのことに感謝しながら、生きる糧にしていきたいと思っています。そして、三人の想いを大切にして生きることがその恩返しであるとも考えています。

(7) 感情の揺れ

しかし、感情はいつも一定ではなく常に揺れ動いています。前向きに考えられるときもあれば、突然何も手がつかなくなるほどの空しさや心の痛みを感じるとき、起き上がることもできないような脱力感を感じるときも度々あります。

安定しているときの想い

- 天国で待っていてくれる
- 心配かけないように頑張らないと……
- 家族の存在はなくなったけれど　支えてくれる人がそばにいてくれるから大丈夫
- 幸せだった日々を反芻して生きていける
- またきっと逢える
- 「夢」でも逢える

不安定なときの想い

- 孤独感と恐怖に襲われる
- 家族さえいれば……
- 触れたい、声が聞きたい、会いたい
- もう二度と会えない

・いとおしくて、涙が止まらない
・未来がみえない
・復興に気持ちがついていけない
・無力感で何もできない
・生きている意味がわからない

震災後一年が過ぎ、被災者や遺族は生きるために努力し、さまざまなつらさを耐えなければならないと思っています。時間は解決してくれません。かたやメディアは競うように復興の進捗を伝え、そして、その報道を現場の状況がわからない他府県の人が見聞きして安心して、この震災を過去のこととして忘れていきます。しかし、実際は、震災直後よりリアリティを増して、「生きる」ための障害が被災者に大きくのし掛かってきています。そして、体力のない者は、置き去りにされてしまう危機感を感じながら不安と戦っているのです。

被災者の不安な思いと社会とのあつれき

・もう一年も過ぎたのだから……
・今までたくさん支援をしてもらったのだから……
・弱音は吐けないし我慢しないと
・みんなに迷惑かけてばかりいられない
・自分よりもっと大変な人だっている

・これからの生活をどうすればよいか
・生きる楽しみがわからない
これらは私がよく耳にすることばです。

何ヵ月たった、一年過ぎた、という社会の残酷な雰囲気の中で、「頑張るしかない」と誰もが感じています。そうしなければ社会から疎外されてしまうという危機感をもちながら、「生きる」ことの方法論のないままに多くの人が耐えています。

一年過ぎた被災地では確実に格差が出てきています。社会的、経済的な問題をはじめとし、家庭内の問題など内容はさまざまですが、この現実を受け止められる人とそうでない人に大別されます。私のように家や家族を喪った遺族にとっては、三月十一日のまま家族の歴史は止まっています。しかし、家族は揃っていても、家を失い仕事も失い、経済的な不安が現実としてあり、そのことが原因で家庭内不和を生じ、家族がばらばらになり、そして、最後には自死に追い込まれるというケースも決して少なくありません。

被災地の生活を支えるために街の復興はとても重要なことです。しかし、今のお祭りのような、はやし立てる復興ムードはメディアが作り上げたことです。まだまだ、前に進めずに苦しんでいる人たちがいる中で、あまりにも無邪気で無責任なムードは被災者にとって絶望にもつながるということを知らなければなりません。それが現実なのですから。

また、このように苦しんでいる人たちがいるという情報は復興（ムード）にとって邪魔な情報なのかもしれませんが、声なき声をすくい上げてこそ、真の復興といえるのではないでしょうか。

(8) 遺された意味を問う

こんなにたくさんの人が絶望の淵に立たされ苦しんでいるのに気づいてもらえない、そういう状況の中で、今はただ震災後の「復興」ということだけに心力が注がれています。

今、私には、人の悲しみや苦しみ、痛みが苦しいほどわかります。しかし、まだ、その人たちに寄り添うだけの客観的な力がありません。わかるけれど何もできない。そんな葛藤の中にいます。「何かをしなくては……。何ができるの？」。自問自答の繰り返しで答えまで導くことができません。

私は毎週、夫と娘、息子のいるお寺の納骨室で三人の魂に触れ、別れを悲しみ、語り、ゆっくりとその時間を過ごし、家族を想い出す中で心が鎮められているように思います。どんなにたくさんの「支え」があったとしても、最後は自分が自らの行方を導くのです。

私は常に、チャペルやお寺にある独特な荘厳な静けさと空気には傷ついた魂を鎮める力があるように感じていました。心身ともに安らげる、そんな場所が被災地で苦しんでいる人の近くにあれば、安らぎになるではないかと思っています。

誰にも干渉されることない空間に見守られ、苦しい気持ちを吐き出して、少しずつ時間をかけてきれいな光と空気を吸い込んでいける場所が被災者には必要なのです。

(9) 真理

「苦難は忍耐を、忍耐は練達を、練達は希望を生む」（ローマの信徒への手紙5・3—4）

この聖句は娘が生きる導《しるべ》として大切にしていました。私に遺してくれた導でもあります。まだ小さな灯火ですが、この聖句が真理だと言っていた意味を深く理解できる時がくるまで、大切にしていきたいと思います。

日常は必然ではなく奇跡だったのかもしれない。そんなふうにすら感じる今ですが、娘が遺してくれたもう一つのメッセージは次のものです。

「『今日という日が最後だと分かっていたなら』
友達全員にお礼を言って、最後は家族と過ごし『幸せだったよ』って伝えたい」

私はこの家族と出会え、一緒に過ごせた年月に心から感謝しています。今度また逢える日までに必要な十分すぎる幸せをもらったのだから、誰かにおすそ分けしなくてはいけないくらいかもしれませんが、今は大切にしまっておきたいと思います。

これからも、人生の出会いに感謝しながら、私も最後には「幸せだったよ」と言える人生を送ることが、待ってくれている家族の一番望んでいることでしょう。

そんなふうに思える私は　きっと幸せなのだと思います。

四　おわりに

私は、東日本大震災で三人の家族を喪い、この一年以上の歳月を悩み苦しんで生きてきました。しかし、この時間も家族と過ごしてきたように感じています。このことが、今の私にとって生きるための大きな支えになっています。

これから、まだまだ長い時間のかかる復興に向けて、はたして被災者の忍耐力がどこまで続くかとても心配なところです。自助、共助は被災地ではもう限界なのです。復興から取り残されたり、精神的に支えを失った人に、少しでも早く適切な支援が届くような公助を考えなければ本当の意味での復興とはいえません。

私も、生かされた命の経験を活かし、何らかのかたちで復興に向けて協力しなければならないと考えています。

平山正実は、「死の体験は、必ずしもネガティブなものではなく、生に活力を与え、人格的成長を促すことすらあるということがわかってくる。人間だけが、死を想う（メメント・モリ）ことによって、はじめて生き生きと生きることができる。つまり、死という人間の限界をはっきり知ることにより、人間は成長し、充実した生を生きることができるのである」と述べています。(1)

この言葉を信じて、これからの生きる自信につなげたいと思います。

注

本稿は、二〇一二年二月一〇日、聖学院大学総合研究所カウンセリング研究センターシンポジウム「東日本大震災からの再生に向けて　Part2」にて発表したものである。

（1）　平山正実『はじまりの死生学――「ある」ことと「気づく」こと』春秋社、二〇〇五年、二四五頁。

東日本大震災とグリーフケア
――教え子を亡くした悲しみと遺族ケア――

大西　奈保子

一　はじめに

二〇一一年三月十一日の東日本大震災は、マグニチュード九・〇の激震と、その後の大津波により、死者・行方不明者ともに甚大な被害をもたらしました。私は、震災の一年前まで仙台にある大学で看護学の教員をしており、その時の教え子である尾形志保さんを津波で亡くしました。

私は、志保さんのことが書かれた新聞記事を読み、彼女が学生時代に書いたレポートを遺族である母親に送りました。そのことがきっかけとなり、私と母親の間で文通が始まりました。文通を通じて、一度に三人の家族を失った遺族の悲しみに触れるとともに、自らの悲しみに向き合い、自らの心の整理と遺族ケアの在り方を考えてきました。この経験を言語化することによって、大災害で突然、愛する者を失った人のグリーフケアを考える一助になればという思いと、教え子であった志保さんのいのちがケアの中で生き続けることを願って筆をとりました。

二　今までの経過

(1) 文通が始まるきっかけ

震災当時、志保さんは大学四年生で看護師国家試験を受けたのち、自宅で家族とともに津波に襲われ、彼女の父親と弟の三人が犠牲になりました。彼女が亡くなってしばらくしてから、国家試験の結果がわかり、その結果みごと合格していることがわかりました。しかし、国家資格は亡くなった人には交付されません。同じ看護師である母親が娘の生きた証しがほしいと国に働きかけ、合格通知書が手渡されました[1]。(著者要約)

この記事を私は五月上旬にインターネットから見つけました。その前に、志保さんが震災で亡くなったことは元職場の同僚から聞いて知っていましたが、詳しいことはわかりませんでした。今回の震災のあまりの被害の大きさに、テレビなどの映像を見て自分の知っている東北の姿とは思えず愕然として、あの被害の大きさの前に彼女の死がピンときませんでした。しかし、この記事を読み、自分が東京に戻ってきていてよかったと思っていたそのときに、彼女は家族とともに津波にのまれて亡くなったと知り、激しい悲しみが襲ってきました。仕事中も涙が止まらない日が数日続きました。

津波で何もかも流され遺品がないことも記事の中に書かれており、私のもとに何か彼女のものが残っていないか机の中を捜しました。すると、私がターミナルケアの講義のときに提出させた最終レポートが残っていました。私は震災の一年前に職場を変えていたので、前の職場の、とくに学生のレポート関係はすべて処分していたはずでしたが、最終レポートだけは学生に返すタイミングがなく、また、私自身も処分できずに残していたのでした。私はこのレポートが偶然に私の手元に残っていたとは思えませんでした。そのレポートを見つけたとき、私は亡くなった志保さんが自分の母親を助けてほしいと言っているのではないかと思いました。そして、早速、このレポートを遺族である母親に郵送しました。数日後、母親からお礼の手紙をいただき、大変喜んでいただいたことを知りました。そこから彼女の母親との文通が始まりました。

(2) 遺されたレポート

私の手元に残されていた志保さんのレポートは、ターミナルケアの講義の最終レポートでした。私は、看護師として臨床で働く中でターミナルケアの現場をよくしていきたいという思いで教員になりました。そして、ターミナルの臨床をよくしてくれる看護師を教育することが私の仕事だと思い、とくにターミナルケアに力を注いで看護を教えてきました。

私の手元に残された志保さんのレポートには、「ターミナルケアを行うためには患者に向かう看護師の態度が重要であり、患者に向き合える態度が取れるためにはいろいろな経験や勉強をすることが大切だと思う」と書かれていました。そして、「患者に寄り添える看護師になりたい」とも書かれていました。

志保さんは、私のターミナルケアの講義を真剣に聴いてくれて、私が伝えたかったことをしっかり受け止めてくれました。それなのに志保さんは、あの大震災で亡くなってしまいました。母親と同じ看護師という道を選んで四年間の学生生活を無事に終え、看護師国家試験にも合格したにもかかわらず、看護師として働くこともかなわないどころか、最期は医療の恩恵すら受けられずに亡くなりました。母親の手紙には、志保さんは母親が看護師として働き続けられるように家事を手伝ったりして支えてくれたということが書かれていました。家族の支えなしには看護師として働き続けられません。志保さんだけではなく、亡くなった彼女の父親や弟さんの協力なしには看護師として働くのは無理だったと思います。三人とも間接的に医療を支えてきたにもかかわらず、最期は医療の恩恵すら受けられずに亡くなったこと、そのことを思うと、私はそれをどう考えていけばいいのかわかりませんでした。

(3) 母親を支えた聖句

手紙の中に、母親は志保さんの死後、彼女が高校時代からやっていたブログを見つけたことが書かれていました。ブログの中には「苦難は忍耐を、忍耐は練達を、練達は希望を生む」という聖句(ローマの信徒への手紙5・3―4)が書いてあったそうです。中学・高校をミッション系の学校で過ごした志保さんは、この聖句を自分の人生の中で大切にしていたということでした。母親は「今、自分にこの言葉を娘から言われているようだと、この言葉を支えに今を生きている」と手紙に書いていました。私は、志保さんが天国から母親を慰めているようにしか思えず、胸を締めつけられる思いでした。

私は志保さんが大切に思い母親を慰めているこの言葉の意味を理解したいと思いました。知人の高橋克樹牧師(日本聖書神学校教授)にこの言葉の意味をお聞きしたところ、テント張りの職人であったパウロが来る日も来る日も繰り返しつらい仕事をこなしていた状況からこの言葉は生まれ、さらにこの言葉の中にはパウロの仕事に対するプライドがあらわれているのだと教えてもらいました。私は、この苦難な状況にもこの言葉は通用するのか考えましたが、「練達がなぜ希望を生むのか」がよくわかりませんでした。その後も、母親との文通を続けたり、自分の悲しみと向き合う機会を何度か与えてもらう中で、この言葉の意味が自分なりに理解できるようになりました。

私にとって、母親との文通を始め、自分の悲しみに向き合うのは苦痛の連続でした。二〇一二年二月に行われた聖学院大学での講演(2)に関しても、自分で大学院時代の恩師である平山正実先生に相談していたにもかかわらず、思いがけず早い段階で講演の話をいただき、彼女の母親に体験を語っていただく依頼をしながらも、一周忌もすんでいない遺族に気持ちを話せというのは、あまりにも酷なことではないか、なんということを私はしているのだろうかとも悩み、憂鬱な気持ちでした。しかし、母親との文通を続けたりこの講演の原稿をまとめたりしながら、自分の悲しみに向き合い続けてきました。このようなことを繰り返していくうちに、なぜか講演をすることや彼女の母親に会えることが楽しみになってきました。そして、以前、他で今回の経験をまとめその文章(3)を掲載してもよいか母親に確認したことがありました。その時の手紙には「志保も喜んでいます」と書いてくださって、掲載を承諾してくれたことを思い出し、今、私がしていることを志保さんは喜んでくれている、応援してくれている、と自然に思えるようになりました。「練達は希望を生む」とは、繰り返し悲しみと向き合うというつらい作業を行うことによって希望の光がさすことなのだと納得できました。

(4) 手紙という対話

しかし、私は手紙のやり取りを通じて、自分の言葉が母親を傷つけてしまわないか、慰めの言葉として届くのだろうかということばかりに気をとられていました。

「グリーフの行為とは、私たちが能動的に「何かをやる」ことであり、受動的な、何かが私たちの身の上に

起こることではない。」（ロバート・A・ニーメヤー[4]）

「重大な喪失に対処する際に役立つのは、時の経過そのものではなく、その間に何をするかである。」（ジョン・H・ハーヴェイ[5]）

これらの言葉が指示しているように、能動的に悲しむことをしない限り、母親も私も悲しみから救われないのではないかと思いました。グリーフワークは、日本語では悲嘆の仕事、あるいは喪の作業[6]といわれます。仕事をするとか作業することとは、ある一面では苦しくつらいことではありますが、またある一面では、そこから喜びを得ることでもあります。悲しみから救われるためには、悲しむということをある意味、仕事としていかなければならない面があると思いました。「苦難は忍耐を、忍耐は練達を、練達は希望を生む」という言葉も、繰り返し苦しい仕事（作業）をこなす中から生まれた言葉でもあります。それならば、悲しみに向き合うというつらく苦しい仕事（作業）をすることによって希望が生まれる、つまり悲しみから救われていくのだと思います。

母親に手紙を書くことは、とくに初期のころは大変苦痛を伴いました。母親は失った三人の家族のことを思い出すわけですから、同じ、もしくはそれ以上だと思います。しかし、手紙を書くことは同時に心の整理にもなっていきました。母親も私に手紙を書くことによって、悲しむ行為を繰り返し行い、心の整理をしてきたのではないかと思います。文通というのは、自分の悲しみと向き合う機会、グリーフワークの機会になるのだと思いました。

三　自らの悲しみ

(1) 教え子を亡くした悲しみ

私は、志保さんのことが書かれた記事を読んだとき以来、自分の教え子である志保さんが、私が東京に戻ってきて災害にあわずによかったと思っていたその時に津波に流されて家族とともに亡くなってしまったこと、母親はその時、病院の看護部長として懸命に働いていたこと、そして、母親の背中を見て看護師を志し、四年間頑張って勉強し看護師国家試験に合格したにもかかわらず、看護師として働くこともかなわないどころか、人生の最期に医療の恩恵も受けられず亡くなってしまった事実に、どう自分の気持ちを整理していいのかわかりませんでした。そして、私が学生に伝えたかった「ターミナルケアに携わる看護師の態度が重要である」ということが志保さんのレポートに書かれていたという事実は、彼女の死によって私自身が否定されたのではないかという気持ちにさせました。

私はターミナルケアの実践から終末期医療の在り方がその人の最期の生活の質を高めるものであることを実感してきました。そして我々看護師の態度によってケアの受け手である患者の生活の質が変わっていくことを実践から感じてきました。そのため、ターミナル期にある患者のQOLを高めるためには、看護師の態度が重要であると学生にも教えてきました。そして、志保さんもそのことを理解してくれました。それにもかかわらず、志保さんをはじめご家族三人とも人生の最期に医療の恩恵も受けられず亡くなった事実を考えると、自然の脅威の前には医療は無力だと痛感すると同時に、今まで自分が実践してきた臨床や教育すべてが無意味だったのではないかと、絶望的な気持ちになりました。私はこれから学生に何を真実として伝えていけばいいのか途方に暮れました。

東日本大震災の直後、現地入りした医療スタッフの話によると阪神淡路大震災の時と比べて今回の震災では、医療を必要としている人はほとんどいなかったと聞きました。(7) 救護班に運ばれてくる人の多くは、死亡確認を必要としている人がほとんどで、その他はかすり傷や風邪などの軽傷の方が救護班に来ていたそうです。そういった軽傷で医療的な処置をあまり必要としない人の中に、自分の家族が流されていくのを目の当たりにした人もいたそうです。身体的には軽症でも心の傷が深い人に対して、どのような声かけをすればよいのかわからず何もできなかったと、医療従事者である我々は無力であったと嘆いていたのが印象的でした。

ターミナルケアの現場をよくしていきたい、そのためによりよいケアを実践してくれる看護師を育てたいという思いをもっていた私ですが、あの震災で医療の恩恵も受けられずあっけなく亡くなってしまった志保さんの死によって、私の決心は揺らぎました。私が学生に教えてきたことすべてが無意味であったと志保さんの死が象徴しているように感じ、絶望的な気持ちでいっぱいでした。さらに志保さんの死は、人間の行う医療もターミナルケアもすべて無意味であることを象徴しているように思えてなりませんでした。

(2) この悲しみにどのように向き合えばよいのか

しかし、この悲しみに向き合い続けていくうちに、私の手元にあった志保さんのレポートは偶然に残っていたとは思えなくなりました。母親も偶然ではないと手紙に書いてくれました。私はこのレポートが残っていた理由を考え続けてきました。レポートが残っていた理由の一つはすぐに理解できました。志保さんが私と母親をつなぐためだと思いました。志保さんは私に助けを求めているのだと思い、その声に必死で応えようと母親に連絡を取り細々と文通を続け、少しでも母親の助けになればと思ってやってきました。そして、私自身も母親との文通や他者にこの経験を伝えることを通じて、自らの悲しみに向き合い続けてきました。

何の医療の恩恵も受けずに亡くなった志保さんが遺したレポートの存在は私を苦しめましたが、母親との文通を続け関係を構築しながら自らの悲しみに向き合う中で、レポートが遺されたもう一つの理由があることに気づきました。志保さんは私にこのレポートの内容を伝えたかったのではないか、志保さんがレポートに書いた「ターミナルケアを行うためには援助者の態度が重要であり、患者に寄り添える看護師になりたい」という内容は私へのメッセージではないか、そして、私が今、問われていることだと気づきました。確かに私は、志保さんに患者に向き合うためには看護師の態度が重要だと教えてきました。志保さんに教えたことが、今、私に彼女からのメッセージとして戻ってきたのではないかと思いました。私が臨床でやってきたこと、そして学生に教えてきたこと、それはみな無意味ではなかったのだと思えるようになってきました。そして、今、私は大きな悲しみの中にいる遺族に寄り添えるのか、自分の態度が試されているのだと気づきました。

さらに、看護師として働くことができなかった彼女のために、志保さんのいのちが看護やケアの中で生き続けられるように、今を生きている私がその環境を作ってあげることが、志保さんを教えた一人の教員としての責任だと思うようになりました。幸い私は、看護系大学で教員をしているので、昨年、講義の中でグリーフケアの一環として志保さんのことを学生に話しました。志保さんのことが書かれた記事を使わせていただきましたが最初から胸が詰まり言葉が出ませんでした。講義は始終、涙で言葉が出ない状態で、それでも必死に学生には伝えました。学生は神妙に私の話をきき、すすり泣く学生も多くいました。講義の後、学生からは感動した、深く考えさせられたと感想が寄せられました。また、仙台出身でたまたま志保さんと同じ高校の後輩の学生が、他人事とは思えないと言って母親に手紙を書いてくれました。こうしたことから、気持ちが整理されていなくとも伝わるものは伝わるし、伝えるべきであると思いました。そして、私も伝える努力をしていく中で自分の気持ちが整理されていきました。

四　援助者として遺族をどのように支えるのか

(1) 援助者としての戸惑い

私は、看護師として長年、臨床で終末期の患者さんやそのご家族と接してターミナルケアを実践してきましたが、遺族ケアは行ったことがありませんでした。今回のこのようなことが起こる前まで、遺族ケアもターミナルケアも同じではないかというのが私の中にはありました。しかし今回、亡くなった彼女の母親と接する中で、決定的に違うことがありました。それは、そばで話を聞くとか手を握るといった臨床でのターミナルケアの現場で実践するような直接的なケアができないということです。物理的な距離のため直接的なケアができず、月に数回の手紙のやり取りをするだけというこれがグリーフケアと呼べるのかと思いました。よく、ターミナルケアでは、何かをすることはできなくともそばにいることはできる、すなわち、doingよりbeingがより重要だといわれています。今まで私が経験してきたターミナルケアは、私の言葉の不足をbeingで補っていたのだと思います。しかし、手紙はそういうわけにはいきませんでした。

母親との文通では、自分の悲しみとともに、家族を一度に失ってしまった遺族の悲しみにどう向き合えばいいのか、どんな言葉で慰めればいいのか悩みました。大きな悲しみをもった人の前では、どんな言葉もしらじらしく聞こえるのではないか、慰めの言葉のつもりがかえって傷つけてしまうのではないか不安でいっぱいでした。また、文通をすることは、志保さんの記事を読んだときの衝撃、もしくは医療は無力であるという事実、そして私が学生に教えていることは無意味であるのではないかという思いに否応なく向き合わされることでした。

前述したように、私は、教え子を亡くした一人の教員として、そのいのちが遺族や友人、私の中だけではなくケアの中で生き続けてほしいと願い、この経験を伝える機会がないものかと恩師に相談し、それは思いのほか早く実現しました。(8) 志保さんのいのちをケアの中で生かし続けたいという気持ちは、遺族も理解してくれていると思いますが、一周忌も終わらないうちに気持ちを話せというのは、本当に酷なことではないか、ケアしなくてはいけない人にひどい仕打ちをしているのではないかと悩みました。

私は平山正実先生のもとで大学院の五年間を学んできたのでグリーフケアの基本的な知識をもっていました。自らの悲しみに向き合うこと、悲しみを言葉にすることが悲嘆を緩和することにつながることを知っていました。そのため遺族に悲しみを言葉にするような機会を作ることはグリーフケアのひとつになるという確信はありましたが、私自身、悲しみを癒やす援助といった理性的な部分よりも自分の悲しみや不安といった感情的な部分が先行してしまい、客観的にみることがなかなかできませんでした。

遺族への援助という視点で考えたときに、もちろん悲しみに共感することは重要なことですが、共感だけでは本当の意味で援助にならないと思います。遺族が経験を他者に伝えるために講演などの機会をもつことは、つらいことですが、気持ちを整理したり新しいつながりを作ったりする機会でもあるはずです。そういったことが、ゆくゆくは遺族の助けになるということは十分考えられます。そのような機会を作ることも、そして、必死の思いで話してくれる遺族を励まし支えることも大切な支援だと思います。

そして、文通などを通じてかかわり続けること、かかわりを単発に終わらせないことが重要な点であると思います。私は、看護師として臨床でターミナルケアを実践していく中で、〝かかわり続けること〟それが重要であるというということを学んできました。先に述べた、「ターミナルケアは、doingよりbeingが重要である」つまり、何かをすることよりもそこに存在することが重要であるということになります。私にとってのbeing、つまり存在とはかかわり続けること、そのものだと思います。

(2) 援助者としてのバランスのとり方

今まで述べてきたように、私は自分自身の悲しみが整理されていないということもあって、相手に共感する部分が強すぎて客観的にみることができませんでした。悲しみに共感することは自分の身を引き裂かれるような思いをすることでもあります。簡単なことではないというのを今回、身をもって体験しました。このような他者に対しての深い共感を英語でcompassionと表現します。compassionは、com（共に）、passion（情熱）から成り立っています。つまり、共に同じ対象に情熱を傾けるところに深い共感があるのだと思います。compassionの意味から考えれば、私は遺族に深く共感していたのだと思います。

そして、それと同時に他者に共感することは、大きなエネルギーを必要とすることでもあります。大きなエネルギーを必要とするので、当然、援助者は疲労するわけです。グリーフケアにおける援助者の態度で、compassionは必要な態度ではありますが、compassion fatigue（共感疲労）という言葉が示しているように、援助者がケアの受け手に共感するあまり疲れきって、燃え尽きの状態になってしまえば、ケアすることができなくなってしまう危険性があります。(9) とくに今回の私は完全な援助者としての立場ではなく自らも整理されていない悲しみを抱えており、そのような者がより大きな悲しみをもった人の援助をするという状況でした。ですから母親の悲しみに自らも同調し、客観的な視点はもてずにいました。それは、この経験を言語化する中で周囲に指摘されたことでもありました。指摘されるまで、私は援助する立場なのかされる立場なのか、共感することと客観的な視点をもつこと、そのあたりのバランスがとれず整理ができずにいました。

共感はケアの基本ではありますが、一歩引いて客観的にみる視点がないと、本当の援助にはならないと思います。大きな悲しみの中にいる遺族に対して、援助しなければいけない私が自分の悲しみを引きずって一緒になって悲しみに暮れる部分が多くあったように思います。母親の手紙は、いつの日か亡くなった娘の志保さん、息子さん、ご主人に会えるという希望で貫かれていました。しかし、そのような母親の手紙の内容に対して、私はその希望を支えるような応答はできませんでした。希望を支えることはケアの基本であることは、もちろん頭では理解しています。おそらく自分の悲嘆のほうが勝ってしまっていて、その希望に気づけなかったのだと思います。それを周囲から、それは遺族の希望だと、なぜそれを支えてあげないのかと指摘されました。指摘されてそのとおりだと、今まで私は何をやってきたのだろうかと思いました。今考えると、私は自分の悲しみと遺族の悲しみにどっぷりとつかり、客観的な視点を失っていたのだと思います。客観的な視点を失っていると相手の希望にも気づけないのだと実感しました。このような例からも、相手の悲しみに共感する部分と客観的にみる部分のバランスが重要だと思います。

幸い私は、母親との文通を通じて気持ちの整理をすることが少しずつできてきて、手紙を読むことも書くことにも以前のような激しい苦痛を感じることはなくなってきました。また、私自身、第三者に相談したり、この経験を伝える機会を与えてもらったりして、自分の心を一歩引いて見つめることができるようになりました。

(3) 自分を外側から見つめる力

前述したように自分を外側から見つめる力がないと、とくに悲しみに共感する状況では援助者自身が疲れ果ててケアすることができなくなってしまい、本当の意味での援助にはつながらないと思います。自分を外側から見つめるとはどういうことなのか。援助者は、援助のために何かをすることは重要ですが、とくに死を目の前にした人の前に立つときや今回の遺族のように大きな悲しみの中にある人の前に立つときなど、何をどのように援助したらよいのか迷います。かける言葉さえ思い浮かばないことが多く、しまいには何もできないと思ってしまいます。しかし、何かをすることはできなくとも、そこにいること、つまり存在することはできます。それが援助の基本になると思います。

存在するとは英語でexistであり、existを辞書で調べると、*ex-*（外へ）と*sistere*（立つ）から成り立ちます。すなわちexistには、「外に出て立つ」という意味があります。「存在の外に出るということは、自己の存在そのものを絶対化せず、相対化し自らを客観化、対象化することに他ならない」(10)といわれています。援助者としての態度で重要なのは、何かをすること以上に悲しみに暮れている人の前に援助者が存在することです。そして、援助者は相手の悲しみに共感している自己からいったん外に出て外側から自己をみる力がなくては、その存在が相手の癒やしにはつながらないのではないかと思います。

私は、compassionの意味が示すように母親とともに志保さんの死を悼んできました。おそらく文通やこの経験を講演会などで語ったり文章を書いたりすることで、自らのグリーフワークを能動的に行ってきたのだと思います。私はこのように能動的に悲しみに向き合うことによって、自己の悲しみを客観的・分析的にみていたのだと思います。初期は、自分だけ被災しなくってよかったと思っていたその裏で、志保さんが津波にのまれ家族とともに亡くなったことに対して罪責感でいっぱいでした。しかし、悲しみに向き合ううちに、志保さんに対する罪責感が私の悲しみを深くしているのではないということに気づいていきました。私が志保さんの死に対してずっと悲しみを抱き続けてきた理由は、自分が今まで学生に悲しみをもった人のケアで大切なことは、援助者の態度であると教えてきたこと、そして、これからも教え続けていこうと思っていることすべてが、それらの行為が無意味であるということを、「ターミナルケアに携わる看護師の態度が大切」とレポートに書いてくれた志保さんの死が象徴しているのではないかと絶望的な気持ちになっていたことにあると思います。

しかし反対に、私を絶望的な気持ちにさせた志保さんのレポートの存在は、母親とのつながりを作り、母親とのかかわりが絶望的な気持ちだった私を変えてくれました。そして、そのかかわりの中で、レポートの内容は志保さんから私へのメッセージなのではないかと思うようになりました。そして同時に、わたしが学生に教えてきたこと、これからやろうとしていることすべてが無意味ではないのだと、志保さんがレポートを通して私に気づかせてくれたのだと思えるようになりました。

遺族の悲しみに深く共感し自らも悲しみの中にあった私自身が、自己を客観的に見つめられるようになったのは、前述してきたように遺族と自らの悲しみにかかわり続けてきたからです。そして、他者のアドバイスや、今まで私が培ってきたグリーフケアの知識や臨床でのターミナルケアの経験が、悲しみの中にある自己を外側から見つめる力を与えてくれたのだと思います。臨床でのターミナルケアの経験は、かかわり続けることが大切であることを私に教えてくれましたが、先ほども述べたように、臨床でかかわり続けることは同時に援助者に対して共感疲労を伴います。ターミナルケアに携わる看護師のバーンアウトの問題(11)は、質の高いケアを実践するためには深刻な問題です。そのためかかわり続けるためには、自己を客観的にみられないといけません。その時に役立つのが知識だと思います。作家の柳田邦男氏は、次男を自死で亡くした後、自滅的にならないで危機をくぐりぬけてきた理由の一つとして、グリーフワークの重要性について知識をもっていたことが、自己のグリーフケアを可能にしたと述べています。(12) グリーフワークの方法とプロセスについて知識をもっていたことは、自分が今どのような状態に置かれていて何をすればよいのかという心のはたらきにつながっていった、とも述べています。すなわち知識によって、死別という危機的な状況に陥ったときであっても、危機的な状況に陥っている自己からいったん外に出て自らを客観的にみることができるのだといえます。

私の場合も知識が自己を客観化できる力を与えてくれました。恩師がグリーフケアの第一人者だったことや、大学院時代の友人たちもグリーフケアの実践にかかわる人が多かったことも私にとっては幸運でした。私自身、そのようなグリーフケアを学ぶ環境の中、大学院の五年間を過ごしてきました。私自身は、もともと臨床の看護師で主にターミナルケアを専門にして勉強してきたので、死別後のケアというより、亡くなる前の患者本人やその家族へのケアが中心でした。しかし、ケアを行う時期的な違いはあってもターミナルケアもグリーフケアのひとつであることは間違いないと思います。私には、グリーフケアを学問として学んできた知識と自らの臨床におけるターミナルケアの臨床知がありました。学問的な知識は先人からの知識であり、臨床知はかかわりの中から得られる知識であると思います。その両方の知識が援助者には必要であり、それらの知識が自己を客観的にみる力を与えてくれるのだと思います。

五　医療の枠におさまらない遺族ケア

死別には、大きく分けると、「予想された死別」と「予想できない突然死による死別」の場合があると思います。病気で亡くなる場合の多くは、「予想された死」に分類でき、自死の場合でさえ突然死というよりある程度、慢性的で精神的な病を抱えていることが多いので、予想できることが多いといいます。[13]「突然死による死別」は、事故や今回のような災害による死があてはまります。同じ病院勤めでも救命救急などの場合は、突然死を扱うことも多いとは思いますが、私の場合は病気治療の末、終末期になり亡くなっていく患者さんやそのご家族を看る場合がほとんどでした。したがって、亡くなる患者さんができるだけ心身の苦痛が少ないような安寧な死が迎えられるようにケアを行い、遺されるご家族に対しては死別後の悲嘆が少なくてすむようにかかわっていくので、遺族に対するグリーフケアは患者さんが亡くなる前から始まることになります。そして患者さん自身の生活の質を高め、心身ともに安楽な最期を過ごせることは、遺族にとっても死別後の悲嘆を軽くするので、ターミナルケアに携わる我々看護師は、終末期にある患者さんのＱＯＬを高めるケアを実践し、遺される家族の心残りが少なくすむようなかかわりを実践します。

しかし、突然死の遺族の場合は、援助者は遺族と生前からのかかわりがないことがほとんどです。援助する者にとっても、生前からのかかわりがあるのとそうでないとでは、様子がだいぶ違ってくると思います。生前からのかかわりがない場合は、援助する者とされる者の関係を作ることから始めないといけません。医療の枠組みの中でケアが行われれば、患者家族と医療従事者、つまり、援助の実践者と受け手という関係がはっきりします。しかし、今回のような災害における突然死の場合、医療の枠から外れることになります。医療の枠組みが外れれば、医療の枠組みの中でケアを実践していた医療従事者は、どのように遺族にかかわればよいのか困惑します。ある意味、我々医療従事者は、医療の枠に守られた中でケアを実践していたと言っても過言ではないと思います。

今回、医療従事者の一人である私が戸惑ったのも、医療という枠が遺族ケアの中になかったからです。私はケアの専門家として自分のケアがどこでも通用するという気持ちがどこかにありました。しかし、医療の枠がない中での遺族ケアは、私を不安にさせました。ターミナルケアの実践の中で私は、患者・看護師関係は人間対人間の関係だと思ってきましたが、それは医療の枠組みに守られた中でのことであって、医療の枠が外れたところでの遺族ケアでは、看護師としての衣を剥がされた人間対人間の関係でした。亡くなった彼女の母親はたまたま私と同じ看護師でしたが、その母親が私に看護師の役割を求めていたとは思えず、私も相手を看護師としてケアするという気持ちにはなれませんでした。看護は、「手と目で護る」という漢字の意味どおり、医療の中でのケアだけを示しているものではありませんが、所詮、医療の中でしかケアを行ったことがない私が、今回のように突然、愛する家族を一度に失った遺族にかかわれるのか不安でした。もちろん、医療の枠組みで行うケアでない以上、医療者の私がこの場から逃げても自分の良心が痛むだけで、他の人から何も責められることはありませんでした。しかし、この状況から逃げれば後悔することは目に見えていました。

私は、新人の看護師として病院で働いていたころ、ターミナルケアが苦手でした。近い将来亡くなっていくとわかっている患者さんにどうやって接すればよいのかわかりませんでした。何を聞かれるのか、その時どのように応えればいいのか見当もつかず不安で、できるだけ患者のもとに近づかないようにしていました。しかし当然ながら、私がターミナル期にある患者さんから逃げようが、その患者さんたちは亡くなっていきました。目の前で苦しんで亡くなっていく患者さんをみるたびに、何のために看護師になったのだろうかと、私はアイデンティティの危機に陥りました。反対に、一生懸命ターミナル期にある患者さんやその家族に向き合ったときに、看護師である自分を許すことができました。ターミナル期にある患者・家族から逃げることで何も解決しないことは臨床の現場で経験ずみでした。

私は、このような臨床の経験によって、教え子の死から目をそむければ、自分の悲しみも癒やされず引きずることになると思いました。そして、それ以上に、ターミナルケアを実践・研究・教育してきた自分自身にとって、今、真価が問われているような気がしました。しかし、自分に大きな悲しみの中にいる遺族に対してケアができるという自信はありませんでしたが、あの記事を読んだ時の衝撃と教え子があのような突然の亡くなり方をしたという悲しみによって、無我夢中となり母親と連絡を取り文通を続けられたのだと思います。その時、遺族の悲しみを少しでも和らげたいと思ったのは事実ですが、私の中で自らの悲しみを誰かと分かち合って自分の悲しみも和らげたいと思いました。

六　ケアするものがケアされること

私は臨床でターミナル期にある患者さんにかかわってきた中で、そのつらい状況から援助者である看護師が逃げずにかかわり続けることによってのみ、我々、看護師自身が人間的にも成長できると学んできました。臨床の現場では、患者から答えられないようなスピリチュアルな質問をされたり、患者のどこにあたればよいのかわからない怒りをぶつけられることも珍しくありません。看護師のほうは多忙を理由に患者のもとから逃げることも可能であるため、そのような患者にかかわるのには覚悟が必要です。答えのないものに応えていく努力をしなくてはいけないし、前述したように悲しみに共感することには共感疲労といったストレスもかかります。

しかし、危機的な状況に置かれている患者に逃げずにかかわれる看護師が、困難な状況であってもかかわる覚悟をもつことができる大きな理由は、仕事という使命感以上に必ずそこには見返りがあることを経験をとおして知っているからだと思います。見返りというのは、ケアするものがケアされているという感覚のことです。ターミナルケアの場合は、どんなに一生懸命ケアしたところで患者は亡くなっていきます。しかし、そこから逃げずにかかわった者だけしか味わえない患者からの贈り物があります。その贈り物とは、個々の患者がその生き方をみせてくれることであったり、感謝の言葉であったりするわけですが、そういったものによって看護師が人間的に成長できるのだと思います。

そして、遺族ケアもターミナルケア同様に逃げずにかかわり続ければ、援助者に見返りが期待できると思います。しかし、遺族ケアの場合は、ターミナルケアのように病院に患者さんが来てその方々をケアすることとは違います。ターミナルケアはほとんどの場合、医療の中で行われているのに対して、遺族ケアは医療の枠組み外になります。そのため、医療の中におけるターミナルケアの場合と違い、遺族ケアにおいてはケアする者とされる者との認識は、つまり患者と看護師といった役割分担のようにははっきりしていないのではないかと思います。

「苦しんでいる人を慰めたいと思っている人々は、慰めようと決心をしなければならないだけではなく、慰めを必要としている人々もまた慰めを受け入れる決心をしなくてはいけないということである。両者の責任は、勇気を持って暗闇に直面し、新しい技法を学び、持ちつ持たれつの友情に励むことを含んでいる。」（G・L・

シッツァー[14]）

今回の私と遺族との関係は、単純な患者・看護師のような役割関係ではありませんでした。亡くなった教え子の母親と教員との立場でお互い面識もありませんでした。さらに私は彼女が亡くなる一年前に前大学を退職しており、つながりはかなり薄いものでした。そして直接的には災害の被害にも遭遇していないこともあり、同じ被災者同士でわかりあえるといった感覚もなく、このような私が大きな喪失の中にいる遺族のケアができるのか受け入れてもらえるのか不安でした。しかし、私にはあの記事を読んで以来、どうしても遺された彼女の母親を慰めたいという思いがありました。三・一一のあの悲惨な出来事に対して、多くの日本人が自分も何か力になりたいと思ったように、私も自分ができることをしなければいけないと、悲しみから逃げてはいけないと思いました。悲しみや苦難から逃げれば不全感だけが残り、私をむなしくさせることを臨床でのターミナルケアの実践をとおして知っていました。自分自身の悲しみを癒やすためにも勇気を出して、大きな悲嘆の中にいる母親にかかわる必要がありました。そのように感じていたときに志保さんの遺したレポートの存在が、私の後押しをしてくれました。そして、遺族が面識のない私の慰めを受け入れてくれたのもレポートの存在が後押しをしてくれたからだと思います。亡くなった志保さんが私と母親をつなげてくれて、お互いが悲しみに向き合えるようにしてくれたのだと思います。

これまで彼女の母親との文通や講演会の依頼など、少しでも遺族の慰めになればと思い関係を続けてきました。これは私にとっても遺族の悲しみと自分の悲しみの両方に向き合うことでもありましたが、続けていくうちに気持ちが軽くなっていったのも事実です。とくに、聖学院大学総合研究所カウンセリング研究センター主催のシンポジウムで彼女の母親と一緒に講演を行うために、自らの悲しみに向き合い続け、悲しみを言葉にする作業を繰り返し行ってきました。そして、言葉にした悲しみを聴衆の前で発表し、聴衆からの慰めや称賛の言葉をもらい、私たちの悲しみを承認してもらえたと感じられたことは大きな慰めになりました。そして、この講演をきっかけに平山正実先生と母親をつなぐことができたことは、母親に対してもそうですが、亡くなった志保さんに対して責任が果たせた気持ちでいっぱいになりました。遺族をケアしている私が、遺族とのかかわりを通じて慰められました。悲しみを言葉にするという苦しい作業であるグリーフワークを遺族とともにやれたということは、遺族に対するグリーフケアであると同時に自らのグリーフケアでもありました。自らのグリーフケアは私一人では行うことができませんでした。グリーフケアをする相手があってはじめて、自らのグリーフケアにもつながるのだと思いました。ケアするものがケアされるという構図は、医療の中のターミナルケアでも遺族ケアでも同じでした。

七　あの日から一年を迎えて

二〇一一年三月十一日から早いもので一年が過ぎました。震災直後は東京でも計画停電やそれに伴う交通機関の混乱、そして原発の影響は日常生活に及びました。現在は、そのような直接的な被害は少なくなり普通どおり生活ができていますが、震災から一年を迎えるころ、メディアでは大津波が街をのみ込んでいく映像が繰り返し映し出されました。直接的な被害を受けなかった私でさえ震災直後の出来事とあの津波の中に志保さんがいたのかということを反芻させられつらい気持ちになったので、当事者の方々はなおさらだったと思います。私は、この一年間、彼女の母親とのかかわりを通じて、震災の出来事を考えない日は一日たりともありませんでした。苦しい一年ではありましたが、母親とともに悲しみに向き合い続けていくうちに心の痛みが少しずつ薄らいでいきました。

先日、志保さんの同級生たちの一年遅れの卒業式に参加させてもらいました。彼女の母親が本人の代わりに卒業証書を受け取っていました。本当だったら今ごろ、志保さんもみんなに交じって医療現場で活躍していたに違いないと思うと複雑な気持ちにもなりますが、このような式に参加することによって、葬儀に参加したときと同様に、遺族もそして教員の私もまた一つの区切りがつけられるのではないかと思います。志保さんと父親と弟の三人の合同葬儀に参列したときも、彼女の人生がみんなを愛し愛されて充実した人生だったということを知ることができてほっとしたのと同時に慰められました。このように式に参加することは気持ちの区切りができることであり、人生の節目で行われる式というものの役割は重要だと思いました。

卒業式の後の謝恩会で元学生たちと楽しく過ごした後、震災後はじめて仙台に宿泊しました。その晩、私は興奮していたせいか、あまりよく眠れずうつらうつらしていました。すると、私の夢の中に志保さんが同級生たちとともにはじめて出てきました。私は目が覚めて、志保さんは同級生の中に生きて一緒に看護師として働いているのだという感覚に包まれました。姿は見えなくとも私たちケアをする者の中に志保さんのいのちは生き続けていると思い嬉しくなりました。私は教員として、今後も志保さんのいのちが看護の中で生き続けられるように努力していかなければいけないとあらためて感じました。

八　おわりに

母親との文通は、初期のころは手紙を読むのも書くのも苦痛を伴いました。しかし、悲しみを言葉にすることの大変さやつらさを続けていくうちに、苦痛であった文通によって自己を客観化し心の整理ができるようになりました。このグリーフワークの経験を何か形にできないものかと漠然と考えていました。もちろん文通は私と母親とのプライベートなやり取りですので、それを講演なり論文にするのは戸惑いもありました。しかし、この苦しみを私たちだけのものとするよりもグリーフケアを志す人たちに語ることによって、これからも必ず繰り返されるであろう死別の悲しみを癒やすひとつの手がかりになればという思いから講演や論文執筆をしてきました。幸い、彼女の母親も自分たちの経験がグリーフケアに役に立つのであればということで講演や論文執筆を了解してくれました。そして、講演を行ったり論文を書いたりしていくうちに、私の悲しみもそしておそらく母親の悲しみも和らいでいったと思います。今は、母親との文通に以前のような苦痛はなくなりました。

私は今、志保さんが遺したレポートの「ターミナルケアに携わる看護師の態度が重要」、「患者に寄り添える看護師になりたい」、この言葉を問われていると思います。未熟ではあるけれども遺族の悲しみに寄り添い続けられる人でありたいと思います。そして、私は一人の教員の責任として、私の教え子だった志保さんのいのちがケアの中で生き続けられるように努力していきたいと思っています。

謝辞

教え子を失った悲しみと大きな喪失の中にある遺族の悲しみをケアするという私の重荷を軽くしてくれた恩師・平山正実先生に心より感謝いたします。

注

（1）『天国の娘　生きた証し』合格していた看護師試験…母に証書」、『産経新聞』二〇一一年四月一九日。
（2）二〇一二年二月一〇日、聖学院大学総合研究所カウンセリング研究センターシンポジウム「東日本大震災からの再生に向けて　Part2」にて遺族の尾形妙子さんとともに発表した。
（3）大西奈保子「東日本大震災で家族を失った遺族の悲しみに触れて」『臨床死生学』16（1）（二〇一一年）一〇二―一〇五頁。
（4）ロバート・A・ニーメヤー『〈大切なもの〉を失ったあなたに――喪失をのりこえるガイド』鈴木剛子訳、春秋社、二〇〇六年、一四〇頁。
（5）ジョン・H・ハーヴェイ『悲しみに言葉を――喪失とトラウマの心理学』安藤清志監訳、誠信書房、二〇〇二年、三九頁。
（6）國政友子「グリーフワーク」河野友信・平山正実編『臨床死生学事典』日本評論社、二〇〇〇年、二三四頁。
（7）二〇一一年一〇月九日、第三五回日本死の臨床研究会年次大会「国際交流広場・国際交流委員会――喪失と悲嘆に目を向けて　パート1」に参加した。
（8）二〇一二年二月一〇日、聖学院大学総合研究所カウンセリング研究センターシンポジウム。
（9）Figley, C.R., "Compassion Fatigue as Secondary Traumatic Stress Disorder" In Figley, C.R.（Ed.）*Compassion Fatigue*. New York: Brunner / Mazel Publishers, (1995) 1-20.
（10）平山正実「〝実存すること〟と〝癒すこと〟」実存思想協会編『死生』理想社、一九九八年、実存思想論集XⅢ、三五―五九頁。
（11）大西奈保子「ターミナルケアに携わる看護師の態度変容に関する研究――前向きにターミナルケアを捉えることができるための要因分析」東洋英和女学院大学大学院二〇〇五年度博士学位論文、二〇〇六年。
（12）柳田邦男「私の場合、その自己分析」A・デーゲン、柳田邦男編『〈突然の死〉とグリーフケア』新装版、春秋社、二〇〇五年、一―二〇頁。

（13）斎藤友紀雄「自殺と家族」同上書、二六八―二九〇頁。
（14）G・L・シッツァー『愛する人を失うとき――暗闇からの生還』朝倉秀之訳、教文館、二〇〇二年、二一一頁。

あとがき

本書は「臨床死生学研究叢書」の第四巻目にあたる。本研究叢書の刊行目的は、臨床に視点をおいた死生学の対象と課題を多様な立場から描くこと（第一巻まえがき）である。「臨床死生学研究」（研究代表・平山正実・聖学院大学大学院教授）を継続しながら、研究成果を論文にまとめ、その論文を、いわば帰納法的に、主題に合わせて編集してきた。言い換えれば、「新しい学問分野としての死生学」の体系を追求する試みというより、あくまで臨床の場でしか得られない知の集積を目指す研究でありその成果公開である。

二〇一〇年度と一一年度の研究会の成果をまとめた第四巻でもこの基本方針は変わらない。しかし、第四巻は、これまでの連続した共同研究会の成果をまとめたものとは異なっている。それは、次に記すように、研究会が講演会あるいはシンポジウムのスタイルへと変化したことによる。そのひとつの理由は研究代表者が体調をくずされ、連続した研究が困難になったことがあるが、より大きな理由は、東日本大震災をどのように受け止めるかという「臨床死生学」においても大きな課題に直面し、さまざまな角度からの研究と議論が求められた、ということがある。

本研究でこれまで取り扱ってきた死は、病による死であり、緩和ケアが課題であった。また事故による死や、自死の遺族のグリーフケアであった。政治的な混乱の中にある大量虐殺の問題、薬害による被害者と遺族の問題も考察したが、自然災害による突然の死にどのように向き合い、どのようなグリーフケアが可能かは、「想定外」の新たな課題として出現したのである。この課題は、「臨床死生学研究」が、今後も継続して取り組むべき、まことに大きな主題である。

二〇一〇年度は研究会を二回開催した（以下、講演者の肩書きは発表当時のものである）。

第一回　四月十六日

「高倉徳太郎の生と死」、鵜沼裕子（聖学院大学大学院教授）、大学院セミナールーム、参加者二八名。『聖学院大学総合研究所紀要』五〇号、一三四―一五〇頁に「高倉徳太郎の生と死をめぐって――一信徒としての立場から」というタイトルで収録。

第二回　一月二十九日

「末期患者に対する交流分析の応用」、白井幸子（ルーテル学院大学大学院教授）、参加者三〇名。本書、五三―九五頁。

二〇一一年度は五回開催した。

第一回　七月九日

「キリスト教の死生観」、堀肇（鶴瀬恵みキリスト教会牧師）、大学院セミナールーム、参加者四六名。

第二回　一〇月二十八日

シンポジウム「東日本大震災を神学的にどのように受け止めるか」、柳谷明（山形県六日町教会隠退牧師）、大木英夫（聖学院大学大学院長）、小友聡（東京神学大学教授）、平山正実、コーディネータ・窪寺俊之（聖学院大学大学院教授）、女子聖学院クローソンホール、参加者一四三名。

第三回　十二月十六日
「子どもの生と死─周産期医療から見えること」、船木正久（大阪発達総合療育センター重症心身障害児施設フェニックス園長）、聖学院大学教授会室、参加者二八名、本書、九七─一三二頁。

第四回　二〇一二年一月二十八日
シンポジウム「緩和ケアをどのように進めるか」、河正子（ＮＰＯ法人緩和ケアサポートグループ代表・看護師）、黒鳥偉作（津久井赤十字病院・内科医）、竹内公一（元自治医科大学講師・真言宗智山派僧侶）、コーディネータ・平山正実、聖学院大学教授会室、参加者五四名。本書、一三五─一九六頁。

第五回　二月十日
シンポジウム「東日本大震災からの再生に向けて（Part2）」尾形妙子（医療法人社団仙石病院看護部長）、大西奈保子（東都医療大学ヒューマンケア学部看護学科准教授）、コーディネータ・平山正実、聖学院大学教授会室、参加者七一名。本書、一九九─二三八頁。

なお「緩和ケアにおける死の受容のために」は、平山教授による書き下ろしである。
シンポジウムで講演をしてくださった方々、また本書にご寄稿くださった方々に感謝を申し上げたい。本書も、なかなか集まらない原稿を忍耐づよく待ち、編集してくださった花岡和加子さんに感謝を申し上げたい。

聖学院大学総合研究所
山本　俊明

竹内　公一（たけうち　こういち）

1991年自治医科大学卒業後、東京都衛生局勤務。都立大塚病院にて臨床研修後、93年城北福祉センター健康相談室、94〜96年小笠原村母島診療所勤務。帰任後、自治医科大学大学院に入学。2000年大学院修了、博士（医学）。自治医科大学解剖学講座助手、講師を務め、2007〜11年ニューヨーク・アルバートアインシュタイン医科大学（Department of Neuroscience）留学。2012年より東京大学大学院医学系研究科公共健康医学専攻（専門職学位課程・公衆衛生大学院）在学。

尾形　妙子（おがた　たえこ）

奈良県立医科大学附属看護専門学校卒業。京都府内病院勤務を経て平成４年より医療法人社団仙石病院（宮城県）勤務。2006年より仙石病院看護部長。

2011年３月の東日本大震災の津波で夫、長男、次女の３人を一度に亡くす。

吉田典史『生き証人が語る真実の記録と教訓——大震災で「生と死」を見つめて』（ダイヤモンド社オンライン）などの取材に応え、また講演会などで被災者の現実を訴えている。

大西　奈保子（おおにし　なおこ）

1968年生まれ。2006年東洋英和女学院大学大学院博士後期課程修了・博士（人間科学）。神奈川県、東京都内病院勤務を経て、東北福祉大学健康科学部保健看護学科講師、東都医療大学ヒューマンケア学部看護学科准教授。2013年より帝京科学大学医療科学部看護学科准教授。看護師、専門は死生学、ターミナルケア。

〔著書〕『死別の悲しみから立ち直るために』（共著）聖学院大学出版会、2010年。『医をめぐる自己決定』（共著）イウス出版、2007年。

〔論文〕「ターミナルケアに携わる看護師の“肯定的な気づき”と態度変容過程」日本看護科学学会誌29巻３号、2010年、「東日本大震災で家族を失った遺族の悲しみに触れて」日本臨床死生学会、第16巻１号、2012年ほか。

船戸　正久（ふなと　まさひさ）
1950年生まれ。1974年奈良県立医科大学卒業、1981年米国ロードアイランド州ブラウン大学のリサーチフェローとして留学（新生児黄疸の研究）、1999年大阪市立大学学位（医学博士）取得（内容：脳室内出血（IVH）の瞬間とその臨床的誘因）。淀川キリスト教病院副院長、大阪医学部小児科臨床教授等を経て、2011年より大阪発達総合療育センター重症心身障害児施設フェニックス園長、2012年南大阪小児リハビリテーション病院院長。専門・研究分野は新生児学（新生児神経学）、発達神経学、臨床倫理学。
〔著書・訳書〕『医療従事者と家族のための小児の在宅医療支援マニュアル（改訂第２版）』メディカ出版、2010年、『新生児・小児医療にかかわる人のための看取りの医療』診断と治療社、2010年、『ロバートン新生児集中治療マニュアル（改訂２版）』（監訳）メディカ出版、2003年、Stoll B.J., Kliegman R.M.「胎児」『ネルソン小児科学（第17版）』）（分担訳）エルゼビア・ジャパン、2005年ほか多数。

河　正子（かわ　まさこ）
1952年生まれ。1975年東京大学医学部保健学科卒。2004年博士（保健学）。1990年より救世軍清瀬病院ホスピス緩和ケア病棟非常勤看護師。2008年NPO法人緩和ケアサポートグループ理事長。緩和ケアに関する相談の場、地域で暮らす療養者の交流・くつろぎの場を創生する試みを続けている。
〔著書〕『スピリチュアルケアの手引き――看護に活かす』（共編著）青海社、2012年など。
〔論文〕「わが国緩和ケア病棟入院中の終末期がん患者のスピリチュアルペイン」『死生学研究』（東京大学）第５号（2005年春号）、2005年、ほか。

黒鳥　偉作（くろとり　いさく）
1984年生まれ。自治医科大学医学部卒業。現在、神奈川県津久井赤十字病院内科医、日本キリスト教団戸塚教会補教師。
〔著書〕『イノチを支える――癒しと救いを求めて』黒鳥偉作・平山正実対話集（共著）キリスト新聞社、2013年。

執筆者紹介（掲載順）

平山　正実（ひらやま　まさみ）
1938年生まれ。横浜市立大学医学部卒業。自治医科大学助教授（精神医学）、東洋英和女学院大学大学院教授（死生学、精神医学）を経て、現在、聖学院大学総合研究所・大学院（人間福祉学部こども心理学科）教授、医療法人財団シロアム会理事長。精神科医。医学博士、精神保健指定医。
〔著書〕『死別の悲しみを学ぶ』（編著）聖学院大学出版会、2012年。「悲嘆とスピリチュアルケア」『癒やしを求める魂の渇き――スピリチュアリティとは何か』聖学院大学出版会、2011年。『死別の悲しみから立ち直るために』（編著）、聖学院大学出版会、2010年。『死別の悲しみに寄り添う』（編著）、聖学院大学出版会、2008年。『見捨てられ体験者のケアと倫理――真実と愛を求めて』勉誠出版、2007年。『人生の危機における人間像――危機からの創造をめざして』聖学院大学出版会、2006年。『はじまりの死生学――「ある」ことと「気づく」こと』春秋社、2005年。『心の病気の治療がわかる本』法研、2004年、ほか。

白井　幸子（しらい　さちこ）
青山学院大卒。フルブライト交換留学生。アンドヴァー・ニュートン神学校卒業（宗教教育学修士）。エール大学神学部卒（神学修士）。米国U.C.C.教会牧師。臨床心理士。ヴァージニア州立大学病院チャプレン、「東京いのちの電話」主事。ルーテル学院大学大学院臨床心理学専攻主任・教授。臨床心理相談センター長。国立療養所多磨全生園でカウンセラーとして20余年働く。東京医科大学病院でエイズ・カウンセリングに携わる。日本パストラルケア・カウンセリング協会会長、日本交流分析学会 常任理事、日本生命倫理学会評議員。（財）日本臨床心理士資格認定協会評議員。
〔著書・訳書〕『臨床にいかす心理療法』医学書院、2004年、『看護にいかす交流分析――自分を知り、自分を変えるために』医学書院、1983年、ヴァン・ジョインズ，イアン・スチュアート『交流分析による人格適応論――人間理解のための実践的ガイドブック』（共監訳）誠信書房、2007年、E.S. シュナイドマン『自殺者のこころ――そして生きのびる道』（共訳）誠信書房、2001年、チョイス・イン・ダイイング，T.P. ヒル，D. シャーリー『望ましい死――人生の終わりのより良い選択のために』（共訳）誠信書房、1998年、E.S. シュナイドマン『死の声――遺書・刑死者の手記・末期癌患者との対話より』（共訳）誠信書房、1983年など多数。

臨床《りんしょう》現場《げんば》からみた生《せい》と死《し》の諸相《しょそう》　臨床死生学研究叢書　4

2013年4月30日　初版第1刷発行

編著者　平　山　正　実

発行所　聖学院大学出版会

〒362-8585　埼玉県上尾市戸崎1番1号
電話 048-725-9801
Fax. 048-725-0324
E-mail: press@seigakuin-univ.ac.jp

ISBN978-4-907113-03-2　C3311

〈臨床死生学研究叢書1〉
死別の悲しみに寄り添う
平山正実 編著

子どもや愛する家族を失った悲しみ、事故や戦争で家族を亡くした悲嘆にどのようにかかわり、悲しみからの回復へ寄り添うケアが可能なのか。さまざまなケースタディを通して、遺族に向き合う従事者に求められる「グリーフケア」の本質を論じている。著者は精神科医、末期医療にかかわる看護師など、援助活動に携わる方々である。日本人の死生観をめぐる死生学叢書の第一巻。

Ａ５判　三四〇〇円
978-4-915832-76-5（2008）

〈臨床死生学研究叢書2〉
死別の悲しみから立ち直るために
平山正実 編著

愛する家族や友人を病気や事故で失った人々が、その悲しみをどのように受け止め、悲しみから立ち直ることができるのか。本書は「死別の悲しみからの回復の作業」、つまり「グリーフワーク」を主題に編集されている。医師として看護師として、また精神科医として死別の悲しみに寄り添う方々が、臨床の場で考察を深め、多様で個性あるグリーフワークの道筋を語る。

Ａ５判　四〇〇〇円
978-4-915832-83-8（2010）

〈臨床死生学研究叢書3〉
死別の悲しみを学ぶ
平山正実 編著

本書は実際にさまざまな現場で働く人々にとって、「生と死の教育」がなぜ必要なのか、また、その教育をどのように行ったらよいのかといった課題に答えるために編まれている。第Ⅲ部「大学における死生学教育の展開」には、日本や英米の死生学の歴史や定義、臨床死生学の位置づけ、死生学を教える対象と内容、範囲などが記されており、「生と死の教育」という学問の基本的枠組みを知ることができる内容となっている。

Ａ５判　四〇〇〇円
978-4-915832-91-8（2012）

〈スピリチュアルケアを学ぶ1〉

癒やしを求める魂の渇き

スピリチュアリティとは何か

窪寺俊之編著

終末期医療の中で、医学的に癒やすことのできないスピリチュアルペインが問題となっている。スピリチュアルという、精神世界や死後の世界への関心なども含む幅広い概念の中から、スピリチュアルの意味を探り、終末期におけるスピリチュアルケアの対象とする世界を描き出す。人生を意味深く生きるためのスピリチュアルケアの入門シリーズ「スピリチュアルケアを学ぶ」の第一冊。

A5判　一八〇〇円

978-4-915832-90-1 (2011)

〈スピリチュアルケアを学ぶ2〉

スピリチュアルペインに向き合う

こころの安寧を求めて

窪寺俊之編著

本書には日本的視点からスピリチュアルケアの本質に迫ったカール・ベッカー氏の「医療が癒やせない病——生老病死の日本的なスピリチュアルケア」、また、亀田総合病院の西野洋氏が自身のスピリチュアルペインに向き合う体験をもとに医療の本質を述べた「一臨床医のナラティブ」が収録されている。私たちが気づかなかった自分自身の根底にあるスピリチュアルなものを見いだすきっかけを与える内容となっている。

A5判　二二〇〇円

978-4-915832-94-9 (2011)

〈スピリチュアルケアを学ぶ3〉

スピリチュアルコミュニケーション

生きる希望と尊厳を支える

窪寺俊之編著

第Ⅰ部の林章敏「スピリチュアルコミュニケーション」では、臨床現場を視野に入れた具体的コミュニケーションの問題が、清水哲郎「希望・尊厳・スピリチュアル」では、希望と尊厳を支える基本となる人間のとらえ方が、西平直「無心とスピリチュアリティ」では、スピリチュアルケアを実践するための基本的姿勢(ゼロポイント)がわかりやすくまとめられている。第Ⅱ部に窪寺俊之「スピリチュアルケアと自殺念慮者へのケア」、中井珠恵「医療および看護学のスピリチュアルアセスメントの特徴と問題点」を所収。

A5判　二二〇〇円

978-4-907113-02-5 (2013)

ソーシャルワークを支える宗教の視点
その意義と課題

ラインホールド・ニーバー著
髙橋義文・西川淑子訳

キリスト教社会倫理を専門とするラインホールド・ニーバーは、アメリカの政治外交政策に大きな影響を与えた。本書が提示する本来の社会福祉の実現という主張のなかには、「社会の経済的再編成」「社会組織再編」「社会の政治的な再編成」というニーバーの壮大な社会構想が見られる。本書はニーバーの重要な著作の翻訳とニーバーの専門家と社会福祉の専門家による解説により構成されている。広く社会の問題とりわけ社会倫理の問題に関心のある方、また、社会福祉、ソーシャルワークに関心のある方、実際にその仕事に就いておられる方々だけでなく、将来この分野で働く準備をしている方々など、幅広い分野の方々に読んでいただきたい本。

四六判　二〇〇〇円
978-4-915832-88-8（2010）

愛に生きた証人たち
聖書に学ぶ

金子晴勇
平山正実　編

本書は、聖学院大学生涯学習センターによって二〇〇六～二〇〇七年の二年間にわたって行われた、聖書講座「聖書の人間像」において語られたものを、講師の方々にまとめていただいたものである。内容は一般の人々にも理解できる範囲にとどめている。「愛は多様な人間関係の中に生きて働く生命である」ことを、旧約聖書からはアブラハム、モーセ、ダビデ、ホセヤ、ヨブ、コヘレト、新約聖書からはイエス、ペトロ、ユダ、ヨハネ、パウロ、マルコといった人物により証しする。

四六判　二四〇〇円
978-4-915832-82-6（2009）